ULI HEPPEL, SABINE FUCHS

Ist dir auch so heiß?

Überlebenstipps für die Wechseljahre

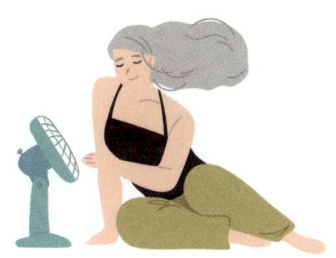

arsEdition

Inhalt

5   **Manche mögen's heißer**

7   **Ich bin jetzt in dem „Das muss ich mir nicht mehr antun"-Alter**
Nein sagen · Jugendwahn · Stimmungsschwankungen ·
Sex · Freundschaft

20   **Ich wäre gerne mal abends so müde wie morgens**
Schlaflosigkeit · Mentale Stärke · Tempo rausnehmen ·
Offen bleiben

32   **Wir sind niemals zu alt, um „Schafe" zu schreien, wenn wir an Schafen vorbeifahren**
Jung bleiben · Neues lernen · Chancen ergreifen ·
Abenteuer wagen

49   **Ich kam, ich sah, ich vergaß, was ich wollte**
Geistige Beweglichkeit · Geduld · Hitzewallungen ·
Selbstliebe · Spiritualität

62   **Fehler sind was für Anfänger, Könner produzieren Katastrophen**
Fehler machen · Kreativität · Perfektionismus ·
Albernheit · Familie

78 **Kurzes Update für alle, die uns schon länger nicht mehr gesehen haben: Wir sind immer noch sehr attraktiv!**
Antifaltencreme · Graue Haare · Sichtbarkeit · Körperliebe

90 **Man sagt, 50 ist das neue 40. Alles, was ich spüre, ist, dass 21 Uhr das neue Mitternacht ist.**
Humor · Selbstliebe · Loslassen · Gleitsichtbrille

102 **Älterwerden bedeutet, auch nicht immer zu wissen, was man will. Aber zumindest, was man nicht mehr will.**
Wertschätzung · Nachhaltigkeit · Routinen · Notlügen · Akzeptanz

122 **Das Beste kommt zum Schluss**

124 **Platz für Ärger und für gute Gedanken**

126 **Über die Autorinnen**

128 **Impressum**

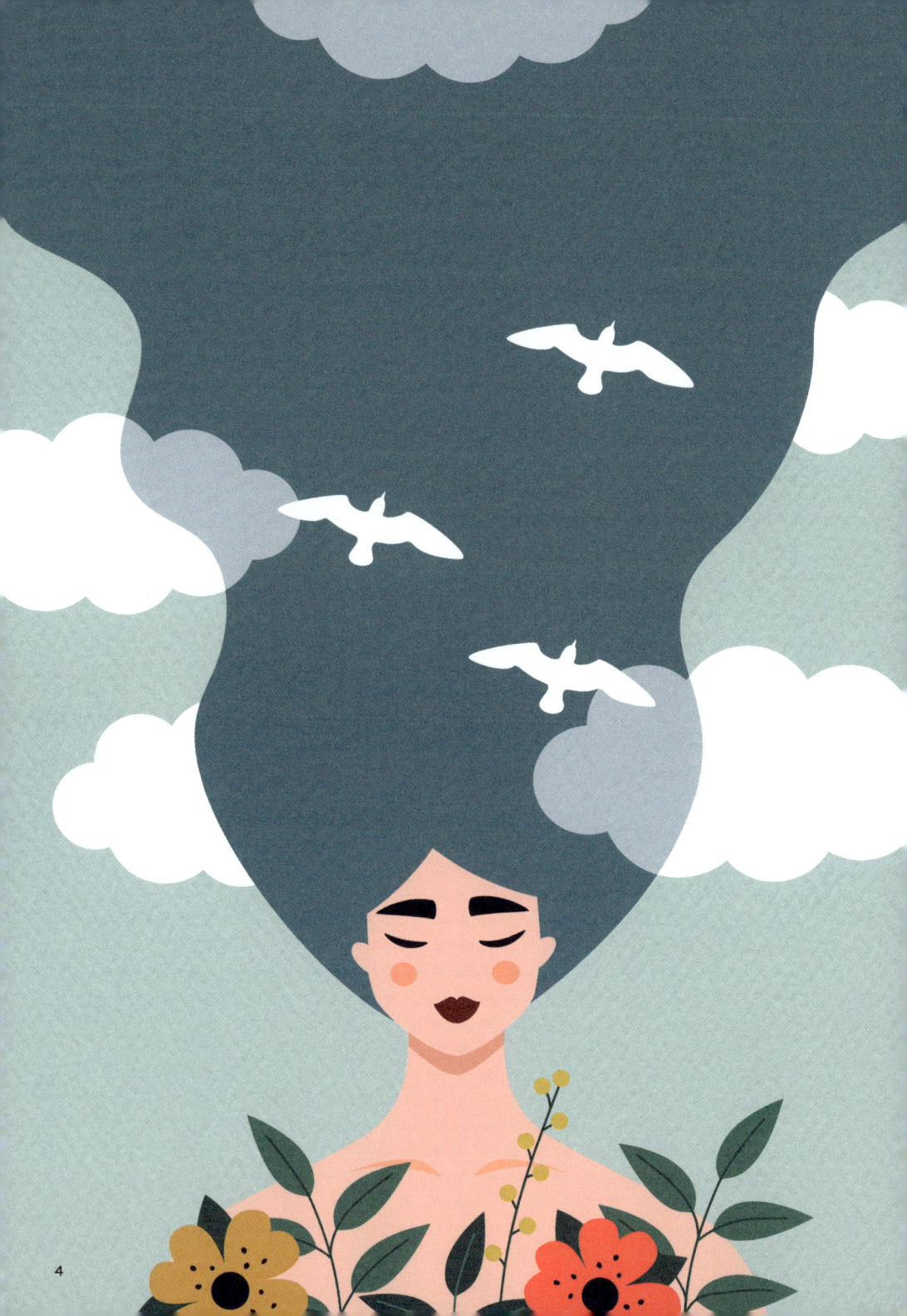

Manche mögen's heißer

Vermutlich sind wenige Frauen begeistert, in die Wechseljahre zu kommen. Selbst wenn man von Beschwerden wie Stimmungsschwankungen, Schlafstörungen oder Hitzewallungen verschont bleibt, so ist doch der Abschied von der eigenen Fruchtbarkeit für fast jede Frau ein Einschnitt, der das Älterwerden in den Fokus rückt. Doch gerade deswegen bringen die Wechseljahre auch positive Veränderungen mit sich: Das Bewusstsein der eigenen Endlichkeit lässt uns genauer hinschauen und feststellen, was wir wirklich wollen. Es fällt uns leichter – auch aufgrund unserer Lebenserfahrung –, in Diskussionen zu unserer Meinung zu stehen. Und wenn wir uns mal heißgeredet haben, bringt uns kein Kommentar wie „Gott, bist du heute wieder zickig!" dazu stillzuhalten. Ja, das Leben ist heißer und intensiver geworden – und genau das mögen wir! Das lauwarme Leben mit den vielen Kompromissen, die wir in jüngeren Jahren schließen mussten, hat ausgedient. Wenn wir das Älterwerden als Befreiung von Zwängen sehen können, geht es ab jetzt wieder heiß her. Und das ist gut so.

Genau aus diesem Grund haben wir 2017 den Blog „Fuck the Falten" gegründet. Unser Motto: Mehr Jahre – mehr Leben!
All unsere Erfahrungen mit dem „wilden Wechsel" und unsere Learnings daraus wollen wir hier in diesem Buch mit euch teilen.

Viel Spaß dabei!

Uli und Sabine

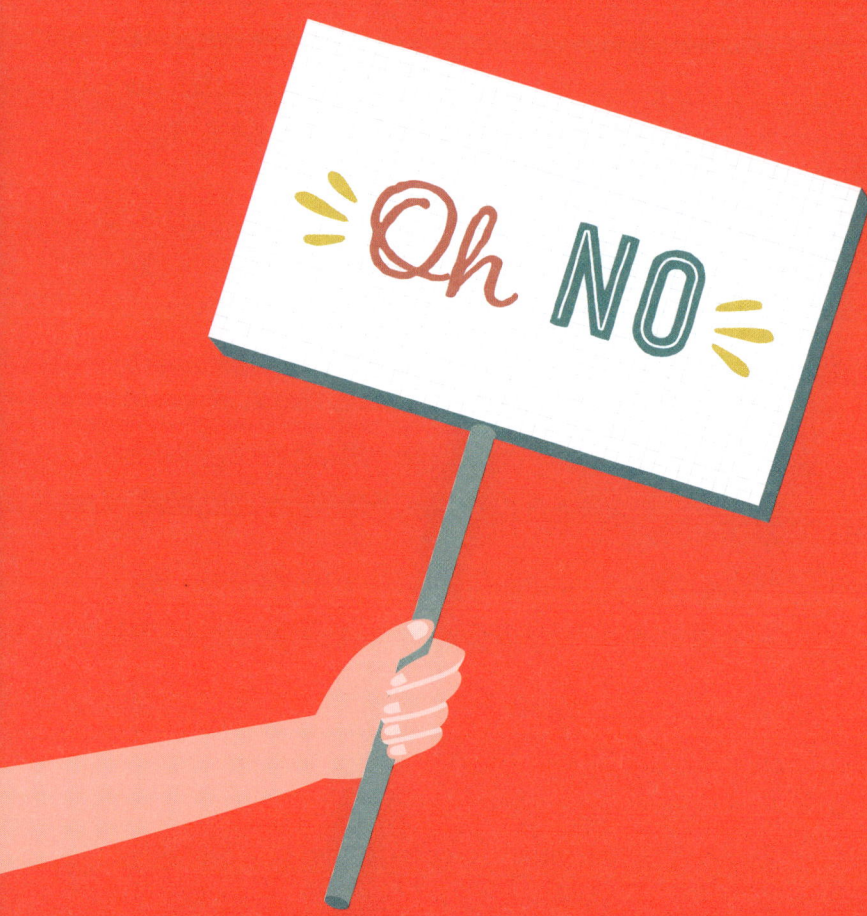

Ich bin jetzt in dem

„Das muss ich mir nicht mehr antun"-

ALTER

Nur so zur Erinnerung:

Du kannst nett, freundlich und liebevoll sein – und trotzdem „Nein" sagen.

Wer von euch war Elternsprecherin im Kindergarten, in der Grundschule und auf der weiterführenden Schule? Dann könnt auch ihr euch vermutlich als Queen im Nicht-Nein-sagen-Können bezeichnen. Herzlichen Glückwunsch!

Die gute Nachricht: **Nein sagen** kann man lernen. Dafür ist es nie zu spät. Was es dafür braucht? Eine totale Überforderung, die in einem Burn-out endet, oder die Wechseljahre! Denn egal, ob du einfach nicht mehr kannst und deswegen lernen musst, Prioritäten zu setzen, oder ob dein Gefallen-wollen-Hormon, das Östrogen, sich mit den Wechseljahren verabschiedet hat: Es braucht einen klaren Entschluss, nicht mehr sofort zu allem, was an dich herangetragen wird, „Ja" zu sagen.

Ein hilfreicher Tipp für Anfänger im Neinsagen ist die Bedenkpause: „Da muss ich erst einmal eine Nacht drüber schlafen." Oft hat sich dann dein:e Bittsteller:in bis dahin schon eine andere Queen im

Nicht-Nein-sagen-Können gesucht. Einfacher auch für dich, denn du lernst, genauer in dich hineinzuhören, ob du jetzt wirklich zum dritten Mal in Folge die Abschiedsparty einer Kollegin mit organisieren willst oder ob du das diesmal nicht jemand anderem aus eurem Team überlassen kannst.

Mein krassestes Nein war es, die Bitte eines wirklich netten Antiquitätenhändlers abzuschlagen, ihm beim Hochschleppen eines schweren Tisches in den 4. Stock zu helfen. Zu meiner Entlastung muss man sagen, dass abgemacht war, dass er einen kräftigen Mann organisiert, der den Tisch hochträgt. Aber die verabredete Hilfe war plötzlich krank geworden. So sollten meine ohnehin schon schwächelnden Bandscheiben und damit meine Gesundheit dran glauben ... Nach meiner klaren Absage hat er dann innerhalb kürzester Zeit Ersatz gefunden.

Was ich daraus gelernt habe: Es gibt immer jemanden, der eine Aufgabe übernimmt, wenn ich es nicht tue. Und wer Nein sagen kann, sagt Ja zu seinen Grenzen. Und lernt somit, Prioritäten zu setzen.

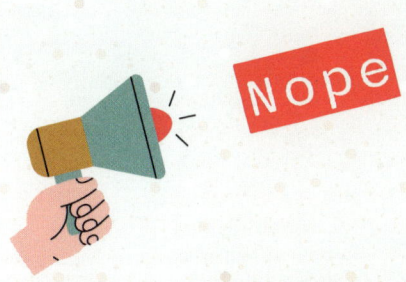

Älter ist
wie jung –
nur besser!

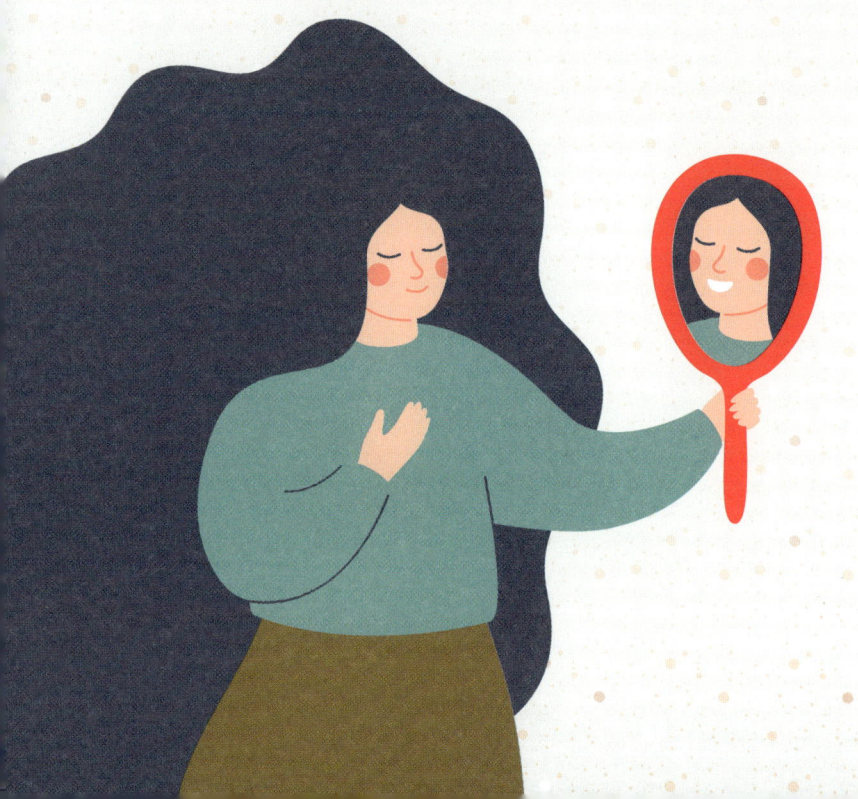

„Für dein Alter siehst du ziemlich gut aus!" Welche Frau im mittleren Alter hat diesen Satz noch nicht gehört? Und fühlt sich dabei vielleicht sogar ein wenig geschmeichelt. Dabei ist dieser Satz doch eigentlich ein ganz klares Statement dafür, was mit dem Thema Alter in unserer Gesellschaft verbunden wird: Wer alt ist, kann eigentlich gar nicht mehr gut aussehen. Denn nur wahre Jugend ist attraktiv.

Erst wenn uns bewusst wird, dass der oben genannte Ausspruch eher ein trauriges Abbild unserer Gesellschaft darstellt und genau genommen gar kein Kompliment ist, können wir gegen den Jugendwahn steuern.

Denn der **Jugendwahn** behindert uns in unserer Freiheit. Immer, wenn wir vorgeben wollen, etwas zu sein, was wir gar nicht sind, kostet das wahnsinnig viel Energie. Energie, die wir viel sinnvoller investieren könnten. Zum Beispiel in Dinge, die uns wirklich Spaß machen. Denn jetzt ist die Zeit, alle Erfahrungen, die wir gemacht haben, in Projekte umzusetzen, die uns Freude bereiten. Und endlich die Freiheit, die wir durch wegfallende Verpflichtungen wiederbekommen haben, zu leben.

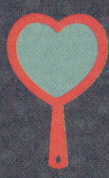

Von meiner heutigen Laune könnten 15 Teenager drei Jahre lang pubertieren.

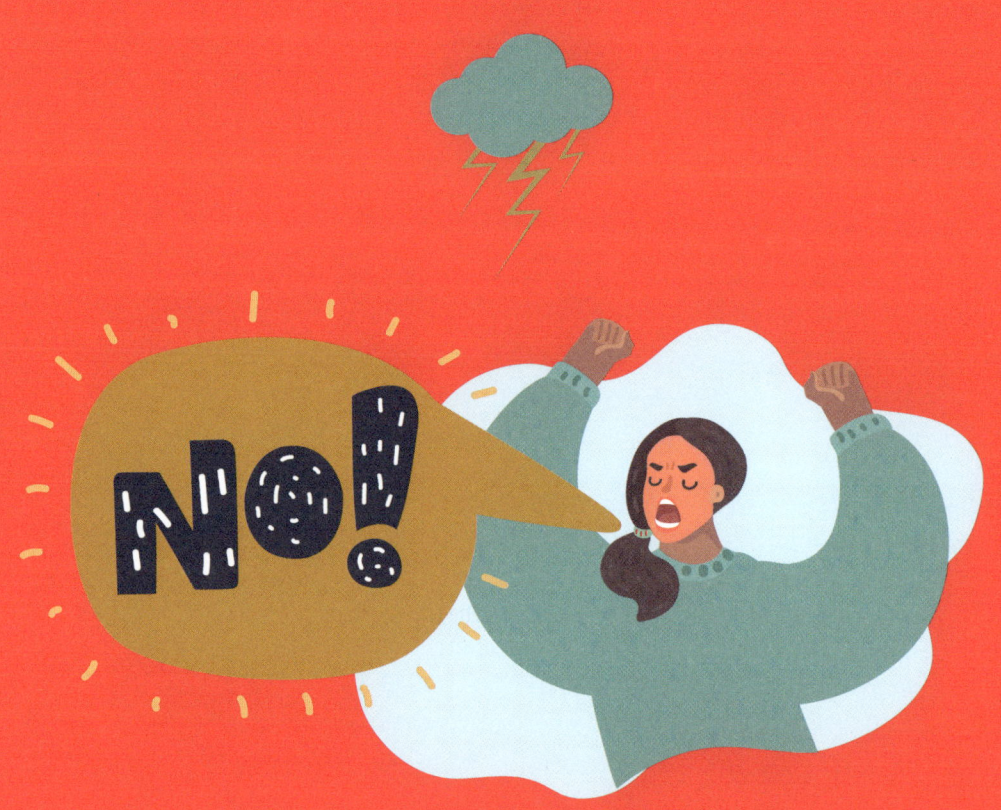

Wir kennen das doch alle: Plötzlich, ohne wirklich ersichtlichen Grund, kippt die Stimmung und wir haben **megaschlechte Laune.** Oft reicht schon eine Mini-Kleinigkeit. Das war früher nicht so! Da hat uns genau der gleiche Anlass einfach nur ein müdes Lächeln entlockt. Sind das etwa schon wieder die WECHSELJAHRE?

Ich finde, dass schlechte Laune durchaus ihre Berechtigung hat. Schon deshalb, weil sich negativ ausgelebte Emotionen positiv auf die Gesundheit auswirken können. Immer alles in sich hinein-zufressen, ist nicht gut. Außerdem sind missmutige Gedanken erst der Auslöser dafür, etwas in unserem Leben zu verändern. Denn wir brauchen genau diese, um einen Ist-Zustand wahrzunehmen, der uns nicht gefällt und den wir dann wiederum auflösen können. Denn ohne Unmut gäbe es keinen Aufruhr und somit auch keine Veränderung.

Brechen wir doch mal eine Lanze für die schlechte Laune. Pfeifen wir auf das, was andere von uns erwarten, und sind einfach mal megaschlecht gelaunt. Mit allem, was dazugehört. Lasst uns grummeln, motzen, mosern, keifen, quengeln, meckern, zicken, maulen, nölen, nörgeln, wüten, empören, stänkern, murren, knurren und giften, was das Zeug hält.

Let's talk
about sex,
BABY!

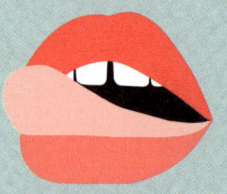

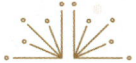

Die Wechseljahre sind DIE Chance, entweder richtig **guten Sex** zu haben oder das Thema endgültig zu begraben, um unbeschadet aus der „Sache" rauszukommen. Da sind die Bedürfnisse eben verschieden und ganz individuell.

Ob man das Kamasutra rauf und runter turnen kann, ist nicht wichtig für gute Sexualität – sondern richtig guter Sex heißt, bei der Sache zu sein, voller Hingabe zu genießen und nicht nebenbei an die Bügelwäsche zu denken.

Sich nichts mehr beweisen zu müssen, denn in der Regel hast du genug probiert, verworfen und schätzen gelernt.

Wenn es sein muss, bekommen wir einen erstklassigen Orgasmus in unter fünf Minuten hin, aber wenn wir etwas nicht mehr haben, dann ist es Eile. Denn guter Sex ist, wie er ist: wichtig, unwichtig oder einfach schön.

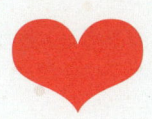

Ich glaube, ich bin jetzt in dem Alter, in dem ich Leute von Anfang an doof finden darf.

Ich habe ja nicht ewig Zeit.

Im Laufe eines Lebens ändern sich **Freundschaften** – und neue Freunde kommen und gehen. Früher gab es DIE eine beste Freundin. Ihr konnten wir alles erzählen und mit ihr nächtelang durchquatschen. Wir hätten uns niemals vorstellen können, dass es irgendwann mal nicht mehr so sein könnte. Es war klar, SIE wird uns immer begleiten. Doch irgendwann trennten sich die Wege und eine Distanz baute sich auf, oft nicht nur räumlich, und wir fanden uns in einem neuen Freundeskreis wieder. Menschen, die einfach besser in unser sich rasant entwickelndes Leben passten.

Auch in den folgenden Jahren wechselten wir noch häufig den Freundeskreis. Die Gründe waren meist vielfältig und der jeweiligen Lebenssituation geschuldet: Hobbys, Beruf, Kinder.

Doch die Freundschaften, die wir in diesen späteren Zeiten schlossen, blieben uns dann meist auch in den nächsten Jahren erhalten. Manchmal reduzierte sich der Freundeskreis noch etwas, aber viele Freundschaften verfestigten und intensivierten sich. Denn je älter wir wurden, umso genauer wussten wir, was wir wollten und worauf wir in einer Freundschaft Wert legten.

Mit der Auswahl neuer Freunde sind wir ebenfalls sehr wählerisch. Wissen wir doch mittlerweile meist nur zu genau und schnell, wer uns guttun wird oder wer uns nur Energie kostet.

Letztlich sind Freundschaften doch ein bisschen wie eine Zugfahrt: Menschen steigen ein und wieder aus, aber nur wenige fahren mit dir bis ans Ziel.

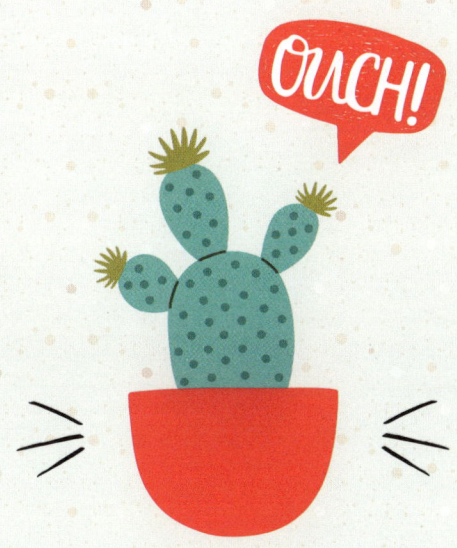

Zeige jedem, dass du
ein großes Herz hast und
dass du keine Angst hast,
es zu benützen.

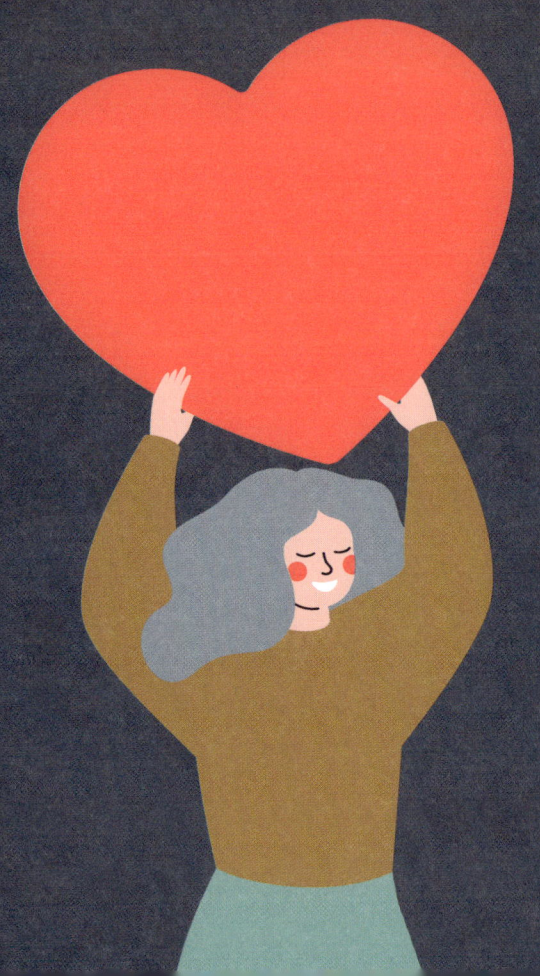

♥ ♥ ♥

Die gute Nachricht: **Großherzigkeit** kann man lernen. Und es wird leichter, umso älter wir werden. Aber warum sollten wir uns denn überhaupt wünschen, großherzig zu werden? Sollten wir nicht eher lernen, unseren Mitmenschen gegenüber Grenzen zu setzen, Nein zu sagen?

Das eine schließt das andere nicht aus: Großherzigkeit heißt ja zunächst mal, dass wir ein großes Herz haben und damit großzügig uns und anderen gegenüber sein können. Dass wir unseren Mitmenschen vergeben können und uns selber. Wer also großherzig ist, erleichtert auch sein Herz und lebt dadurch leichter.

Der indische Yogi Swami Sivananda schreibt in seinem Buch „How to Cultivate Virtues", dass sich „Seelengröße" darin zeige, dass wir gar keine Lust mehr haben, anderen etwas zu neiden oder uns für etwas, was uns angetan wurde, zu rächen. Wir werden also frei von all den kleinen, fiesen Energieräubern, die uns in unserem Leben immer wieder begleitet haben. Wer ein großes Herz hat, kann sich aber auch für Nächstenliebe begeistern und gerne auch mal seine persönliche Bequemlichkeit hintenanstellen, wenn es darum geht, sinnvolle Ziele zu erreichen.

Deshalb hilft uns Großherzigkeit, langfristig sinnerfüllter zu leben und ohne einen Rucksack gefüllt mit negativen Erinnerungen durchs Leben zu laufen.

Ich wäre gerne mal

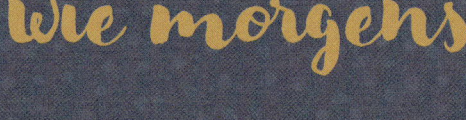

abends so müde

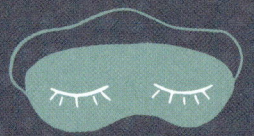

wie morgens

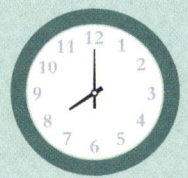
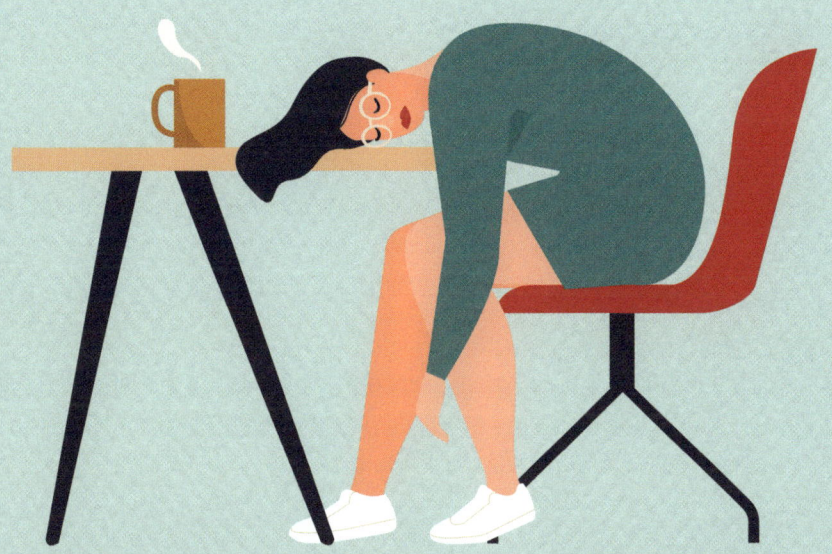

Langsam komme ich in das Alter, wo man hier, Dingens ...

Laut landläufiger Meinung ist der Höhepunkt der geistigen Leistungsfähigkeit mit Anfang 30 bereits überschritten. Eine Studie der kanadischen Simon Fraser University besagt sogar, dass unser Gehirn ab Mitte 20 schon langsamer arbeitet. Aber es gibt Bereiche, in denen wir mit zunehmendem Alter auch besser werden. Beispielsweise bei der Wahrnehmung und Einordnung von Emotionen unserer Mitmenschen. Auch unser Wortschatz und die Fähigkeit, uns auszudrücken, nehmen über die Jahre stetig zu. Welch ein Glück also, dass die Menschen mittlerweile auch immer länger geistig auf der Höhe sind. Eine gemeinsame Studie mehrerer Berliner Forschungseinrichtungen, darunter die Humboldt-Universität, die Charité – Universitätsmedizin und das Max-Planck-Institut für Bildungsforschung, zeigt, dass die heutigen 75-Jährigen fitter im Kopf sind, als es die 75-Jährigen noch vor 20 Jahren waren.

Das Gleiche gilt übrigens für die abnehmende körperliche Leistungs-fähigkeit: Klar sind auch Leistungssportler selten über 30. Aaaaaber es gibt durchaus Bereiche, in denen ältere Sportler jüngeren gegen-über im Vorteil sind: Die Ausdauer und natürlich auch die Erfahrung nehmen mit den Jahren immer mehr zu, was zum Beispiel bei Sportarten wie Golf durchaus auch älteren Sportlern einen Vorteil verschafft.

Die gute Nachricht ist also: **Mit 30 ist es nicht vorbei. Weder geistig noch körperlich!** Wissen wir doch mittlerweile viel besser, wie nah wir an unsere Grenzen gehen können, und auch mit unserer mentalen Stärke können wir punkten.

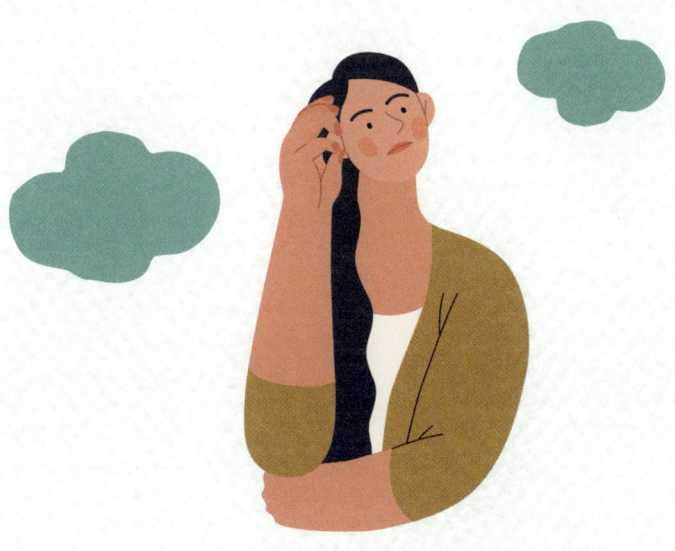

Ich bin wach!

Mehr möchte ich
zu meinem Zustand
momentan nicht
sagen.

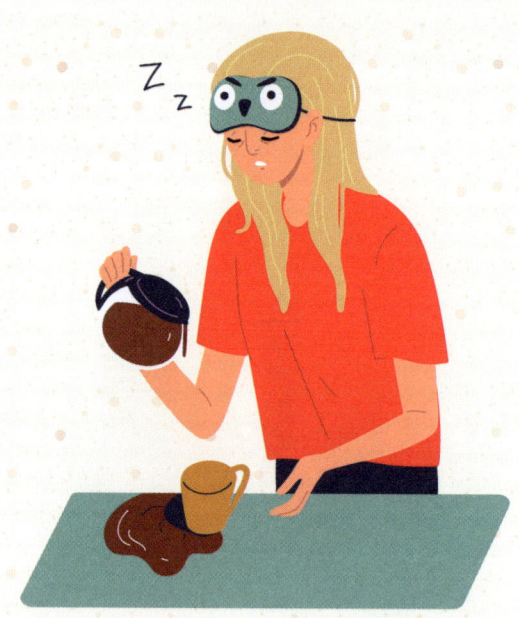

Kennen wir wahrscheinlich alle: Die Uhr zeigt 3:53 und **wir sind plötzlich hellwach**. Das Kopfkino startet mit in der Nacht unlösbaren Gedanken. Wir wissen das, und trotzdem können wir das Gedankenkarussell nicht stoppen: „Habe ich die überfällige Zahnarztrechnung überwiesen? Soll ich eine Zusatzversicherung für die Altersvorsorge abschließen? Habe ich die wichtige Mail an den Kunden rausgeschickt? Soll ich mal wieder die Nachbarn zu einem Abendessen einladen? Wann war ich eigentlich das letzte Mal bei der Mammografie? Oh mein Gott, der Termin ist längst überfällig!"

4:36 Uhr: „In 1,5 Stunden kann ich endlich aufstehen! Gestern Abend war ich doch so was von todmüde, als ich ins Bett ging – bin komatös eingeschlafen –, und jetzt liege ich seit fast einer Stunde wach. Mein Körper fühlt sich dumpf und schwer an. Hoffentlich ist es bald Morgen, damit das Elend ein Ende hat."

Ich versuche es mit Meditation, Konzentration und schlussendlich schnappe ich mir mein Buch. Das klappt am Abend zum Einschlafen hervorragend – mehr als eineinhalb Seiten schaffe ich selten! Zwei Kapitel später, es ist 5:25 Uhr, fallen mir endlich die Augen zu. Eine halbe Stunde später klingelt der Wecker. Boahhhhh, bin ich müüüüde!

Was mich beim Joggen
wirklich nervt, ist das
Klackern der Stöcke,
wenn mich ein Nordic
Walker überholt.

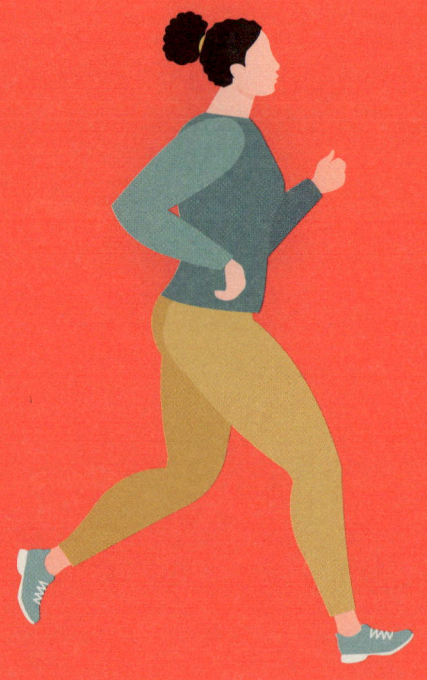

Manchmal muss man Tempo rausnehmen. Das gilt sowohl fürs Leben als auch fürs Laufen. Für viele Menschen (auch für mich) ist es ganz schön herausfordernd wahrzunehmen, dass die Power mit den Jahren doch abnimmt.

Das Schöne bei langen Läufen oder gar einem Marathon ist ja, dass man Parallelen zum Leben ziehen kann. Denn sowohl beim Laufen als auch im Berufs- oder Privatleben braucht es Ausdauer, um Ziele zu erreichen. Die gute Nachricht: Ich kann auch mit niedriger Geschwindigkeit zum Ziel kommen. Der älteste Marathonläufer der Welt, Fauja Singh, ist mit über 100 Jahren noch einen Marathon gelaufen. Nach 8 Stunden, 25 Minuten und 16 Sekunden kam er 2011 in Toronto ins Ziel.

Es geht also nicht darum, wie schnell du etwas schaffst, sondern dass du an dich glaubst und an Dingen, die dir etwas bedeuten, dranbleibst. Dann kann man selbst noch hundertjährig ins Ziel kommen.

Und noch etwas: Wer langsamer läuft, sieht dafür rechts und links die Gänseblümchen am Wegesrand.

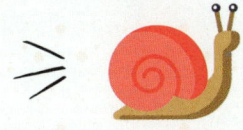

Der Wecker hat heute Morgen sehr lang geklingelt.

War wohl etwas Wichtiges!

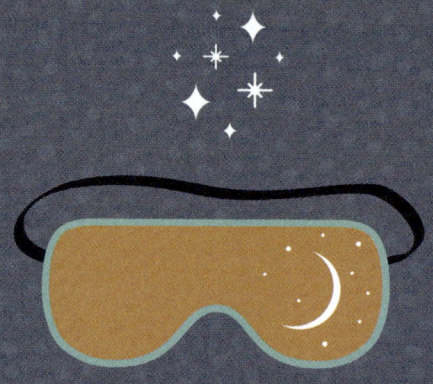

Die Vögel, die morgens am frühesten aufstehen, sind abends auch diejenigen, die am spätesten zu Bett gehen. Das war einmal. Jetzt gehöre ich zu denjenigen, die morgens später aufstehen und abends früher ins Bett gehen.

Angeblich ist uns Menschen der Schlaf-Wach-Rhythmus angeboren. Wie kann es also sein, dass ich, die ich eine geborene Frühaufsteherin war, auf einmal am Morgen mindestens eine Stunde brauche, bis ich klar denken kann?

Ich habe mich schlaugemacht: Es liegt – wer hätte es gedacht – an den Wechseljahren.

Denn selbst wenn man das Gefühl hat, gut und genug zu schlafen, kann es durch die hormonelle Umstellung dazu kommen, dass Cortisol und Melatonin zur falschen Zeit produziert werden und **der Körper sich nachts nicht mehr richtig erholen kann.**
Was dagegen hilft? Gesunde Ernährung, kein Kaffee, kein Alkohol und viel Bewegung …

Aber vielleicht hilft ja auch einfach Akzeptanz. Ich bewege mich dann halt mal wieder in Richtung Bett.

Nimm das Leben nicht so ernst.

Du kommst da eh nicht lebend raus.

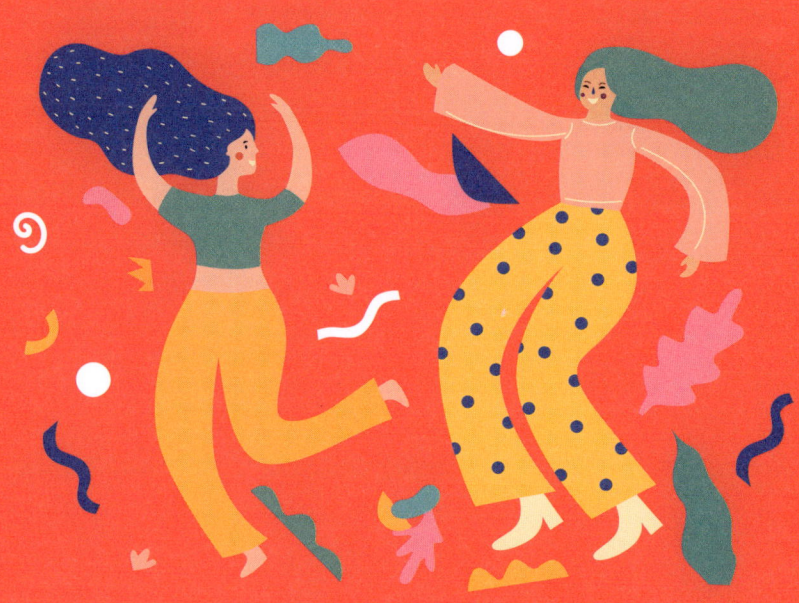

Wann genau war dieser Moment, als alles so eine ungemeine Schwere bekam und mir dabei meine Leichtigkeit abhandengekommen ist? Dinge, die früher nicht der Rede wert waren, sind jetzt zu bedeutsamen, schweren Gedanken geworden. Zu bedeutsam! Und ich kriege sie nur schwer unter Kontrolle. Ich liege nachts wach, und ständig schwirren unbändige Gedankenströme in meinem Kopf herum, die mich einfach nicht zur Ruhe kommen lassen.

Auch der **Verlust der Leichtigkeit** geht, wie so vieles, auf das Konto der Wechseljahre. Die Nachteile liegen auf der Hand: Wenn die Leichtigkeit fehlt, konzentrieren wir uns mehr auf Ungerechtigkeiten und Probleme. Wir werden oft skeptisch und ängstlich. Ständig ist man in Sorge oder fühlt vorausschauenden Kummer. Und diese Ängste halten uns klein und sorgen dafür, dass wir uns immer weniger zutrauen.

Aber was können wir tun, um wieder mehr Leichtigkeit zu spüren? Ein Anfang wäre, sich von unnötigen Lasten zu befreien, sich weniger mit den Dingen zu beschäftigen, die wir sowieso nicht ändern können oder die uns nichts angehen. Den Blick wieder zu öffnen für die leichten Momente um uns herum, zum Beispiel das spontan freundliche Lächeln eines entgegenkommenden Menschen.

Und dann wieder den Impulsen zu folgen, wie es Kinder ganz automatisch tun, und mit einem großen Satz in eine Pfütze springen. Platsch!

Wir sind niemals zu alt, um

„Schafe"

zu schreien, wenn wir an Schafen vorbeifahren

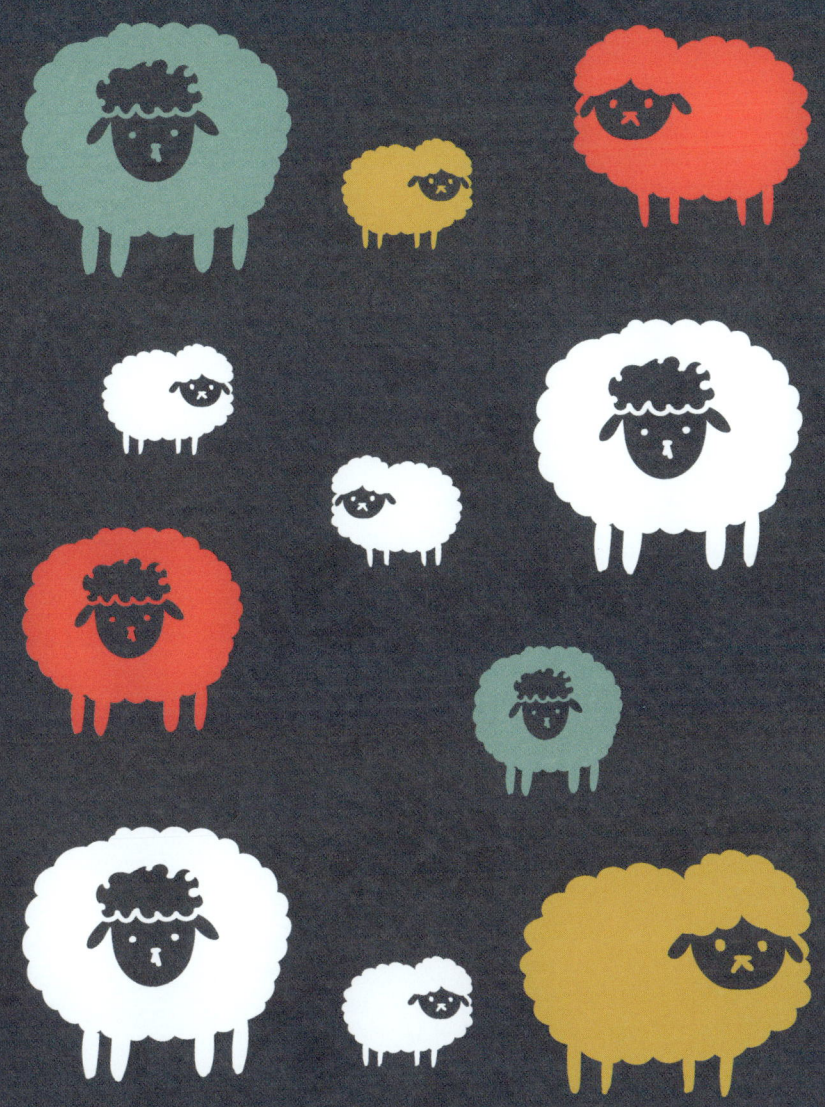

Eines Tages putze ich mal die Fenster, nur so aus Neugier.

Wir alle haben es schon erlebt: Wenn wir uns offen für Neues durch die Welt bewegen, wird das Leben bunter, vielfältiger und interessanter und wir erfahren mehr Glück. Deshalb ist es wichtig, die **Neugier in uns zu bewahren**. Aber wie gelingt das?

Fragen zu stellen, ist die Mutter der Neugier. Wenn wir unserem Gegenüber offenes, aufrichtiges Interesse bekunden, werden wir sicher auch eine Antwort erhalten. Vielleicht nicht die, die wir erwarten, aber das wäre ja auch langweilig!

Immer wieder etwas Neues ausprobieren: Dinge zu tun, die uns aus unserer Komfortzone locken, bringt unseren Geist auf Vordermann. Zum Beispiel einfach mal den gewohnten Weg ändern, alleine ins Kino gehen oder alleine verreisen.

Früher mussten wir in Bibliotheken recherchieren, um an Informationen zu kommen. Umso größer war das Erfolgserlebnis, wenn wir etwas gefunden hatten. Ein geschenkter Moment der Inspiration. Begeben wir uns also auf den alten Pfad der Recherche, freuen uns über jeden Etappensieg und sind neugierig, was wir noch so finden.

Natürlich werden wir so auch mal scheitern oder in einer Sackgasse landen. Aber Risikobereitschaft und Scheitern sind oft auch Bereicherungen, aus denen wir wieder Neues erfahren.

Das Resultat: Es lohnt sich immer, neugierig zu bleiben und Dingen offen entgegenzutreten. Denn Leben heißt, Neues zu lernen und in Bewegung zu bleiben. Hört das Lernen auf, hört das Leben auf.

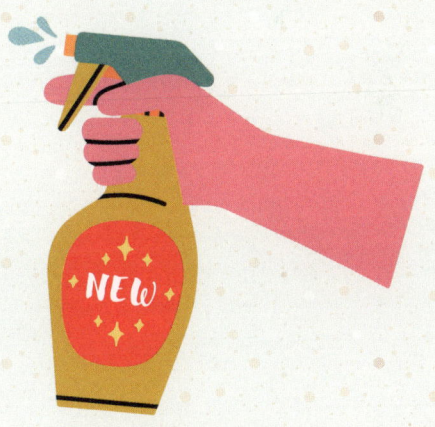

Ich benehme mich nicht immer altersentsprechend. Aber wenn ich es tue, dann ist es einfach wahnsinnig langweilig.

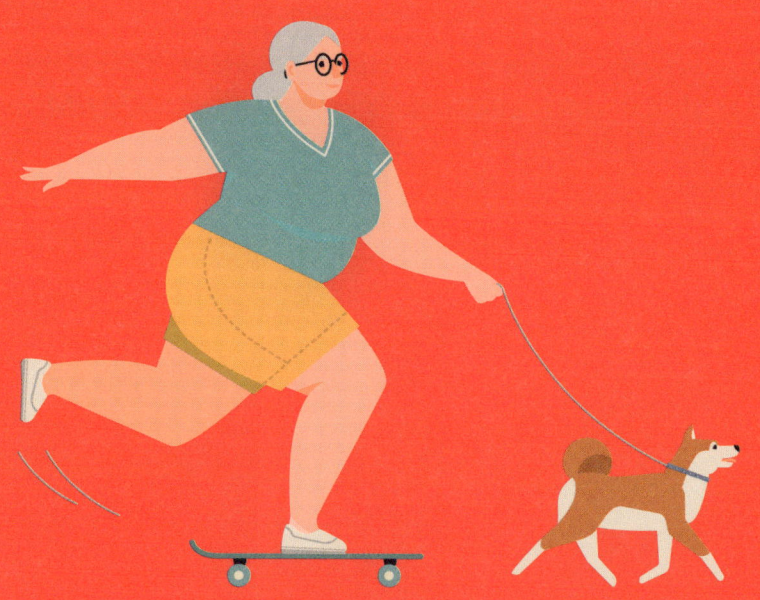

Eine Frau über 50 trägt keine langen Haare mehr. Eine Frau über 40 bekommt keine Kinder mehr, und eine Frau, die über 30 ist und immer noch nicht verheiratet, wird auch keinen Mann mehr finden ...

Diese Glaubenssätze haben mich in meiner Jugend geprägt. Fällt euch etwas auf? Es ging immer darum, was Frauen nicht mehr tun sollen oder können, wenn sie ein bestimmtes Alter erreicht haben. Wir und die Generationen von Frauen vor uns sind in einem gesellschaftlichen Zwangskorsett aufgewachsen, das eigentlich nur dazu diente, das männliche Patriarchat zu stärken.

Auch heute gibt es noch Stimmen, die es peinlich finden, wenn ältere Frauen im Vordergrund stehen und auch noch über ihre Sexualität sprechen.

Unsere Generation sollte aufhören, bestimmte Verhaltensweisen in einen Kontext zum jeweiligen Alter zu setzen. Denn schließlich wollen wir Vorbild für die Generation unserer Töchter sein. Und deren einziger Glaubenssatz sollte lauten: **Alles bleibt möglich!**

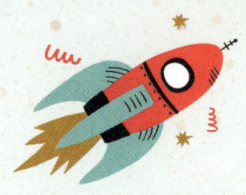

Wenn die Chance an deine Tür klopft,

mach doch einfach

mal auf!

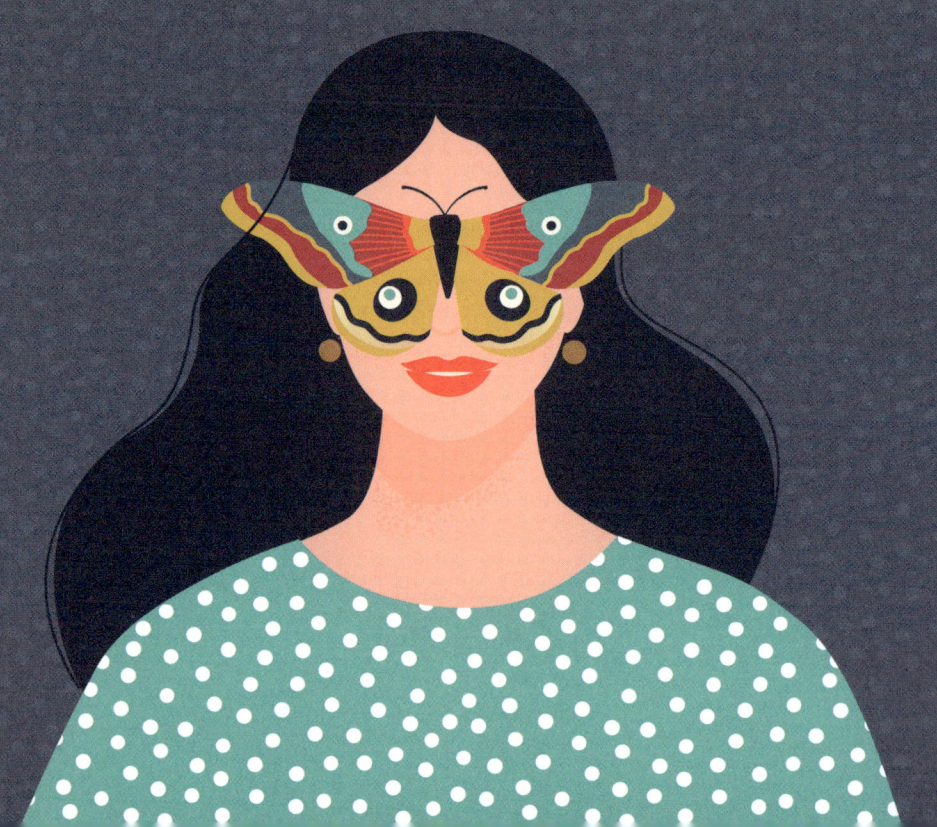

Kennt ihr das: Ihr steckt in einem Dilemma fest, habt einen Tunnelblick, könnt nicht links und rechts schauen und seht nur noch die verschlossene Tür?

Dabei wäre es so einfach: Würden wir nur einen Schritt auf die Seite gehen, würden sich viele neue Chancen auftun. Bleiben wir jedoch auf der Stelle stehen, können wir die Möglichkeiten, die sich uns bieten würden, nicht erkennen. Das Resultat ist Misserfolg, Frustration und Unzufriedenheit.

Aber was können wir tun, um dieses Problem zu umgehen? **Wie können wir die Chancen erkennen und diese dann auch wahrnehmen?**

Erst mal müssen wir unser Ziel klar für uns definieren. Dann können wir auf dieses Ziel hinarbeiten und die Möglichkeiten, Fortschritte und Erfolge erkennen, die sich auf dem Weg dahin auftun. Dabei sollten wir uns auch der Etappensiege bewusst sein und diese gebührend schätzen.

Auch eventuelle Misserfolge bringen uns einen Schritt weiter, wissen wir jetzt doch, was nicht funktioniert hat. Wir können nun neue kreative Bahnen einschlagen oder unser Ziel umformulieren und neu definieren. Irgendwann werden wir ankommen und eine neue Tür für uns öffnen. Und es wird sich wunderbar anfühlen.

Ich bin so motiviert,

ich könnte Bäume ansehen.

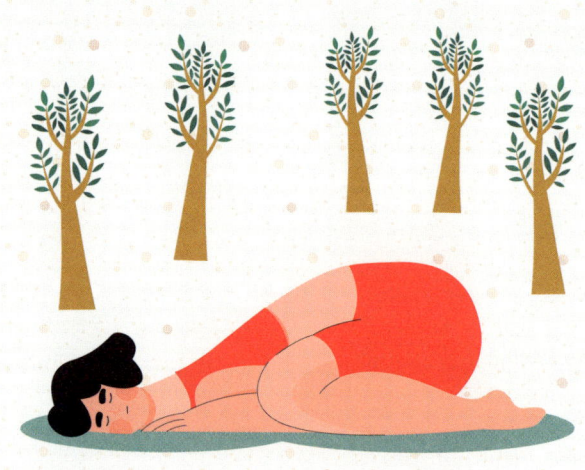

Was habe ich sie früher gehasst, diese Sonntagsspaziergänge mit den Eltern. Noch dazu in der langweiligen Natur! Zermürbende, nicht enden wollende Märsche. War ich doch sowieso schon ein Landkind und deshalb gezwungenermaßen die gesamte Woche über an der „frischen Luft"! Wiiiesoo denn dann am Sonntag auch schon wieder raus?

Aber wie so vieles im Leben hat sich im Laufe der Zeit auch diese Einstellung bei mir verändert. Heute kann ich den Gedanken, an die „frische Luft" zu gehen, mehr als nachvollziehen. Ich kann sogar noch einen draufsetzen und gestehen, dass ich die Natur geradezu genieße. Diese Sehnsucht und **das Verlangen, in der Natur zu sein,** ist für mich gleichzusetzen mit dem Streben nach Glück.

Der Gedanke, auf einem moosbewachsenen Weg durch den Wald zu laufen, setzt wunderschöne Bilder in mir frei. Ich kann heute gut verstehen, wieso sich Bewegungen wie das Waldbaden immer mehr durchsetzen. Denn mit allen Sinnen in die Stille und Unberührtheit des Waldes einzutauchen, bringt eine unglaubliche Entschleunigung, eine tiefe innere Zufriedenheit, eine große Lebensfreude und hilft ungemein, die Energiespeicher ordentlich aufzufüllen. Ich kann heute sehr schätzen, was mir einst ein Gräuel war.

Das sind keine Stirnfalten, das ist ein Sixpack vom Denken.

„Lernen ist wie Rudern gegen den Strom.
Hört man damit auf, treibt man zurück."

Sprichwort aus China

Tatsächlich gibt es Studien, die besagen, dass man sein Gehirn wie einen Muskel trainieren kann. Natürlich gibt es wie bei allen Studien auch Untersuchungen, die dies widerlegen. Aber da wir ja hier positiv denken wollen, lassen wir das jetzt mal außen vor.

Wenn ich mit einer App nicht zurechtkomme, dachte ich früher meist, es liegt an mir. Meine Tochter hingegen schimpft in solchen Fällen auf die App-Entwickler und sucht nach einer anderen App. Durch sie habe ich gelernt, bei Technik-Problemen nach Alternativlösungen zu suchen und mich nicht unterkriegen zu lassen. Und obendrein habe ich YouTube für mich entdeckt. Sollte ich ein Problem am Handy oder am Computer haben, findet sich dort für mich fast immer eine Erklärung oder Lösung und zusätzlich **lerne ich etwas Neues dazu.**

Das langfristige Erinnern fällt im Alter erwiesenermaßen zunehmend schwerer. Dafür ist wohl der Hippocampus zuständig, eine Struktur unter der Großhirnrinde. Forscher haben herausgefunden, dass man beispielsweise mit dem Lernen von Sprachen seinen Hippocampus tatsächlich zum Wachsen bringen kann – und das in jedem Alter.

Ein Vorbild für uns alle könnte die Dolmetscherin Kató Lomb sein. Sie hat 17 Sprachen gesprochen und einen Großteil dieser Fremdsprachen erst in ihrer zweiten Lebenshälfte gelernt. Also worauf warten wir noch?

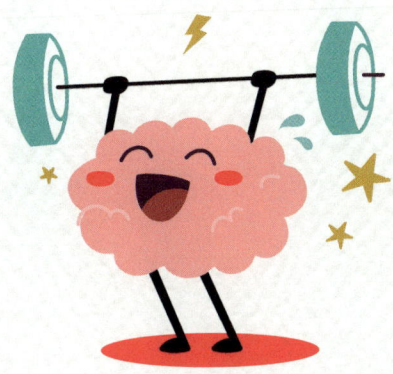

Machen ist wie Wollen,

nur krasser.

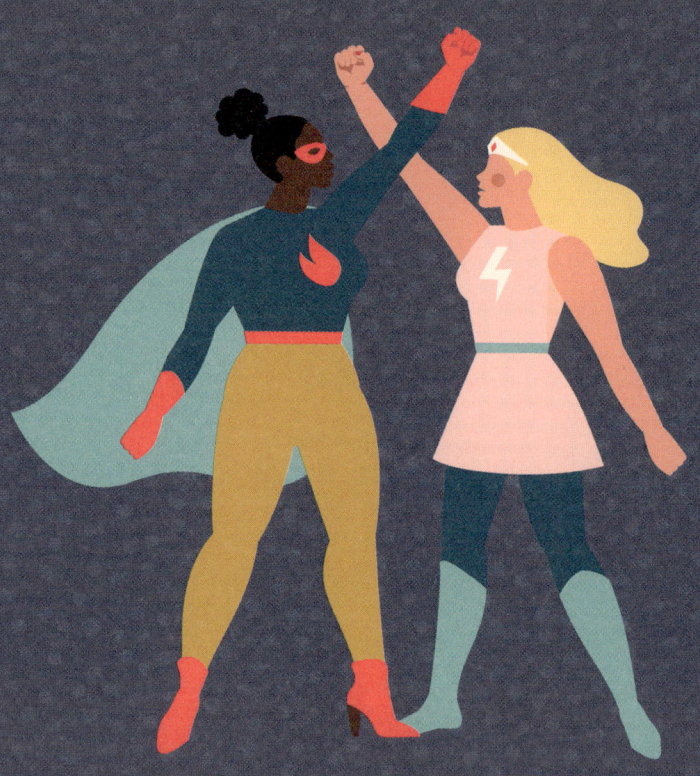

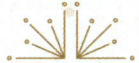

Schaubilder, die einen Veränderungsprozess darstellen, gleichen Visualisierungen der Chaostheorie. Das sagt doch eigentlich schon alles: Wo Veränderung, da Chaos. Kein Wunder also, dass viele Menschen die Veränderung scheuen. Und oft lieber in einer vermeintlichen Komfortzone verharren. Aber Leben bedeutet einfach immer auch Veränderung, und wer das nicht akzeptiert, dem wird der Wandel oft von außen aufgezwungen.

Wenn es dann – ob freiwillig oder nicht – so weit ist und etwas Neues ansteht, müssen wir erst einmal einen Berg erklimmen, dessen Grat sehr, sehr schmal ist. Auf diesem Grat fühlen wir uns haltlos und würden eigentlich am liebsten wieder ins Tal, ins Altbekannte, zurückkehren. Aber wenn wir den Grat dann bezwungen und die Veränderung angenommen haben, werden wir am Ende meistens reich belohnt. Haben wir auf dem Weg doch eine Menge gelernt und kommen gestärkt in einer neuen Komfortzone an.

Wenn man Sterbende am Ende ihres Lebens befragt, was sie rückblickend am meisten bereuen, dann sind das häufig nicht Dinge, die sie so nicht wieder tun würden – sondern vielmehr Dinge, die sie nicht getan haben. Deshalb sollten wir keine Angst haben, uns **immer wieder in neue Abenteuer zu wagen.** Denn Veränderung ist am Anfang schwer, chaotisch in der Mitte, aber am Ende einfach großartig.

All you need

ist Mädelsabend!

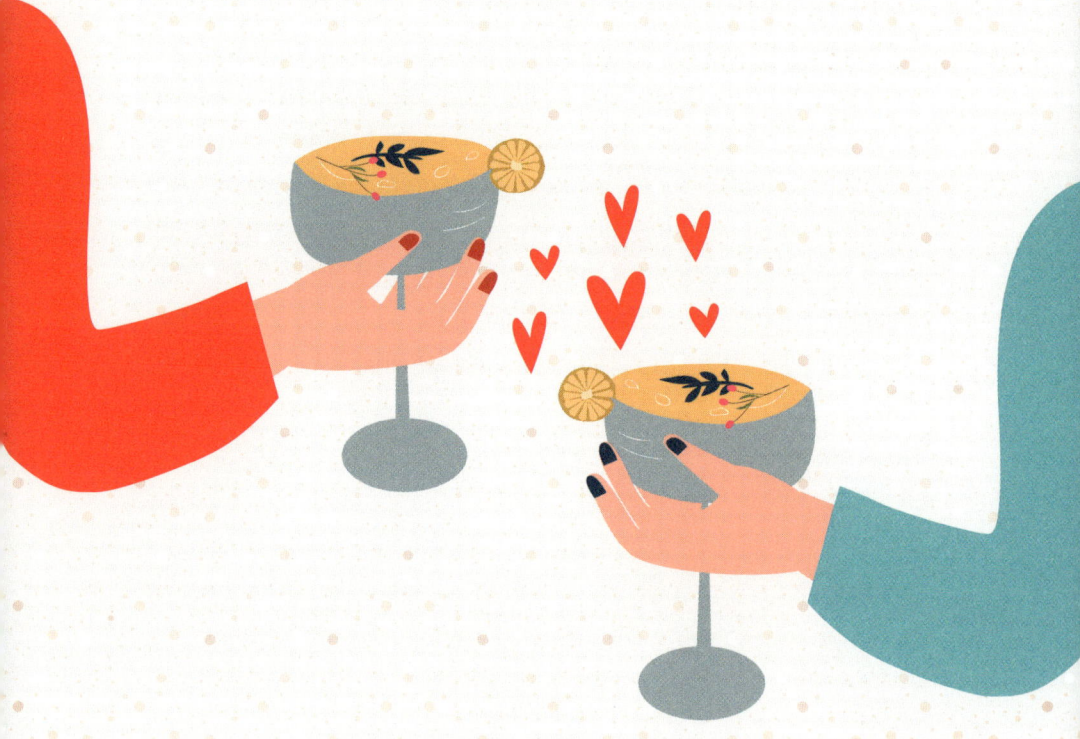

Eigentlich sind wir doch schon immer Netzwerker:innen. Früher hießen unsere Netzwerke eben Clique oder Freundinnen. Wobei wir unsere Beziehungen heute natürlich ganz vielfältig nutzen. Es sind nicht nur die privaten und beruflichen Kontakte, sondern auch die sozialen Plattformen, die unser Netzwerk heute ausmachen. Und **Netzwerke müssen gepflegt werden,** ähnlich wie Blumen, sonst verkümmern sie.

Das heißt, wir sollten uns nicht erst dann an bestimmte Kontakte erinnern, wenn wir sie gerade dringend brauchen. Denn wir bleiben viel besser in Erinnerung, wenn wir unsere Netzwerke mit kleinen Gefälligkeiten stärken. Deshalb ist es förderlich, wenn wir möglichst viele Anlässe für den Aufbau nutzen. Geburtstage, Events, Firmenfeiern, Netzwerktreffen, Hochzeiten – das sind alles Möglichkeiten, unsere Kontakte zu bewahren und zu erweitern.

Gerade mit zunehmendem Alter werden Netzwerke wertvolle und unersetzliche Kanäle für den Austausch an Informationen, Wissen, Kontakten und Erfahrungen.

Das Wichtigste aber dabei: Sie leben vom gegenseitigen Geben und Nehmen.

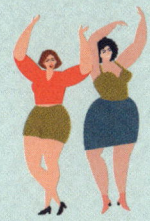

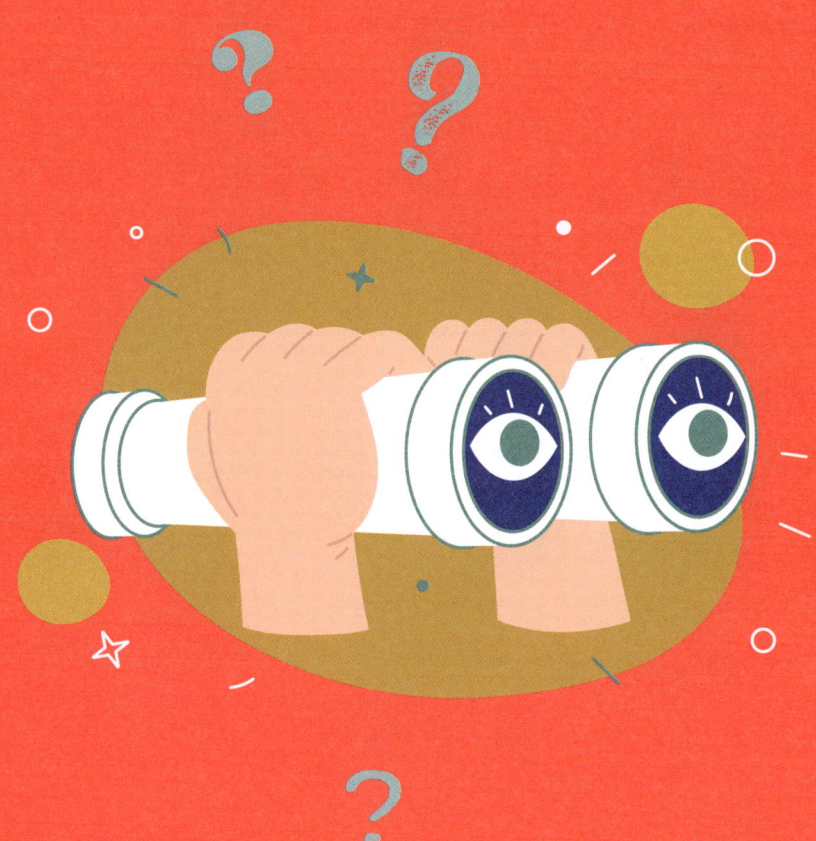

Ich kam,
ich sah,
ich vergaß,
was ich wollte

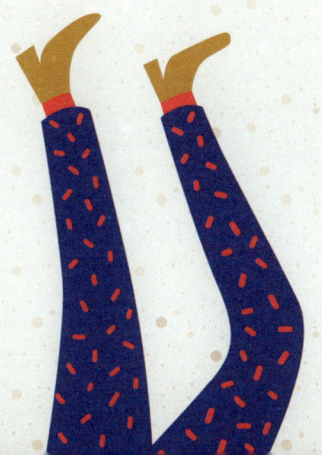

Wer überholen will,

muss seine Spur

wechseln.

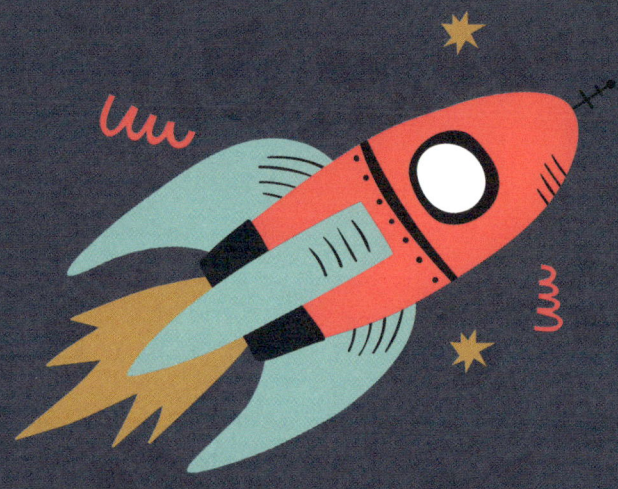

Geistige Beweglichkeit macht es uns einfacher, auf Überraschungen und Veränderungen im Leben zu reagieren und mit ihnen klarzukommen. Denn sicher ist: Wer bereit ist, sich auf neue Gegebenheiten einzulassen und auch andere Sichtweisen und Perspektiven zulassen kann, wird souveräner und gelassener mit neuen Situationen umgehen.

Diese Flexibilität birgt für uns also viel Potenzial. Sie eröffnet uns neue Wege, bietet uns die Möglichkeit zur Weiterentwicklung und macht uns mutiger und selbstsicherer im Umgang mit ungewohnten Situationen und Veränderungen.

Wer beweglich im Geiste ist, ist kompromissbereiter und kann damit schneller und besser umdenken. Eine wichtige Voraussetzung, um Krisen und Ängste kreativ zu meistern.

Um geistig flexibel zu bleiben, müssen wir bereit sein, unsere Komfortzone zu verlassen. Denn Gewohnheiten, Routinen und feste Verhaltensmuster machen uns unbeweglich. Wir müssen also reflektiert mit uns selbst umgehen und ganz bewusst anderes Verhalten ausprobieren. Emporsteigende unangenehme Empfindungen gilt es zu überwinden. Die Bereitschaft, auf eigene Faust Neuland zu betreten, ist dabei sicher die größte Herausforderung an uns selbst.

Manche mögen's

heißer.

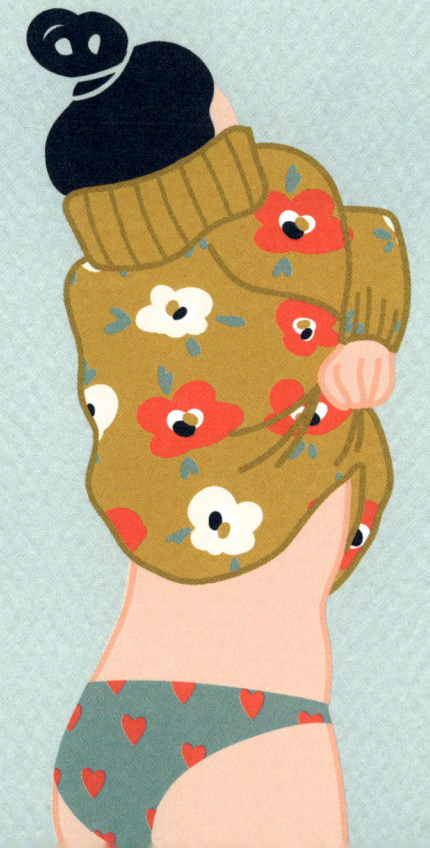

Eine Studie, die 2016 in Oxford durchgeführt wurde, zeigt, dass Frauen mit erhöhtem Stresslevel stärkere **Hitzewallungen** haben als Frauen, die ein ruhiges Leben führen und deren Stresshormone eher vor sich hin dämmern. Danke, liebe Natur, dass du dir auch hier etwas ausgedacht hast, was uns Frauen ab einem gewissen Alter in die Ruhezone befördern soll.

Wenn wir uns aber nicht auf das Altenteil zurückziehen wollen, dann heißt es, diese Begleiterscheinungen der Wechseljahre schlicht zu akzeptieren, immerhin sind rund 75 % aller Frauen betroffen.

Ein kleiner Trost für mich: Auf der Sonnenseite ist das Leben einfach eine Spur heißer. Deswegen sehe ich Hitzewallungen als ein Zeichen dafür, dass ich immer noch mittendrin bin im Leben.

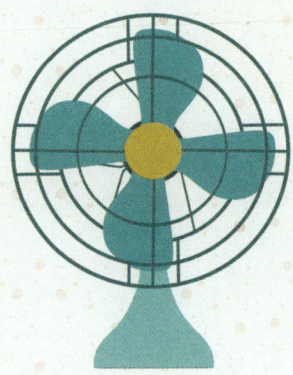

Suche ab sofort eine kleine einsame Insel. Max. 850 € warm.

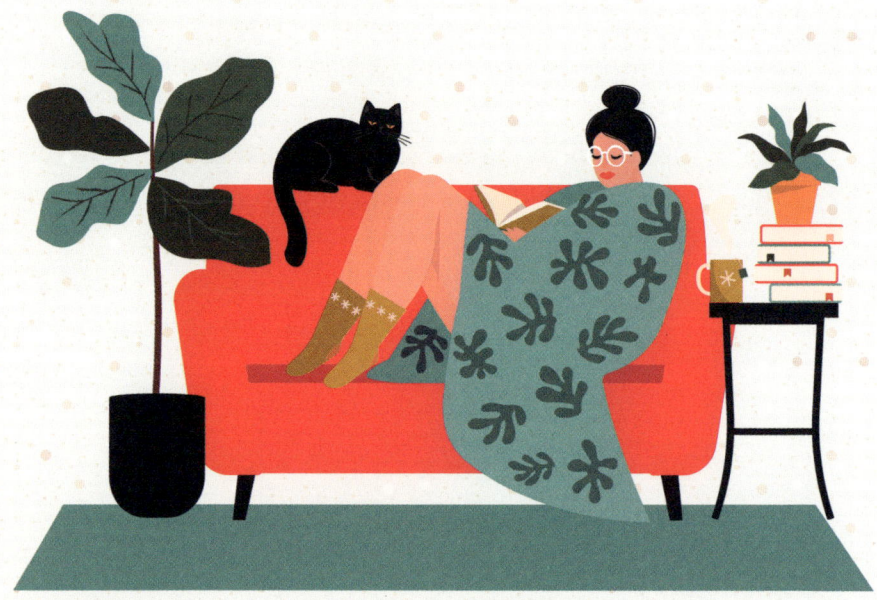

Wenn unsere Stimmung mal wieder in den Keller rumpelt, ist es Zeit, darüber nachzudenken, was uns persönlich Freude bereitet und unser Leben bereichert. Was wir bedauern würden, wenn wir es nicht hätten oder tun könnten. Und hier geht es um unsere eigenen und **ganz persönlichen Wohlfühlmomente und Lieblingsbeschäftigungen.**

Das müssen nicht immer die ganz großen Ereignisse sein. Denn meist sind es die kleinen Momente, wie zum Beispiel ein gutes Buch lesen oder ein Spaziergang durch das bunte Herbstlaub, die uns wieder Kraft und Energie schenken. Was genau macht uns daran Freude? Und was würde uns ein ähnliches Glücksgefühl bescheren? Durch eine Ausstellung zu schlendern, im Café zu sitzen und das Treiben um uns herum zu beobachten, ein Bild zu malen oder einfach nur mit einer Freundin zu telefonieren?

Es ist hilfreich, eine Liste zu führen mit all diesen kleinen und großen Dingen, die uns guttun oder die wir immer schon machen wollen. Und dann müssen wir genau dafür Platz und Raum auf unserer kleinen, ganz persönlichen Insel schaffen. Sehr bewusst und vielleicht sogar mit einem festen Zeitplan, damit wir gar nicht erst wieder im Keller aufschlagen.

**Wenn ich beim Yoga
die Kerze nicht schaffe,
mache ich einfach ein
Teelicht.**

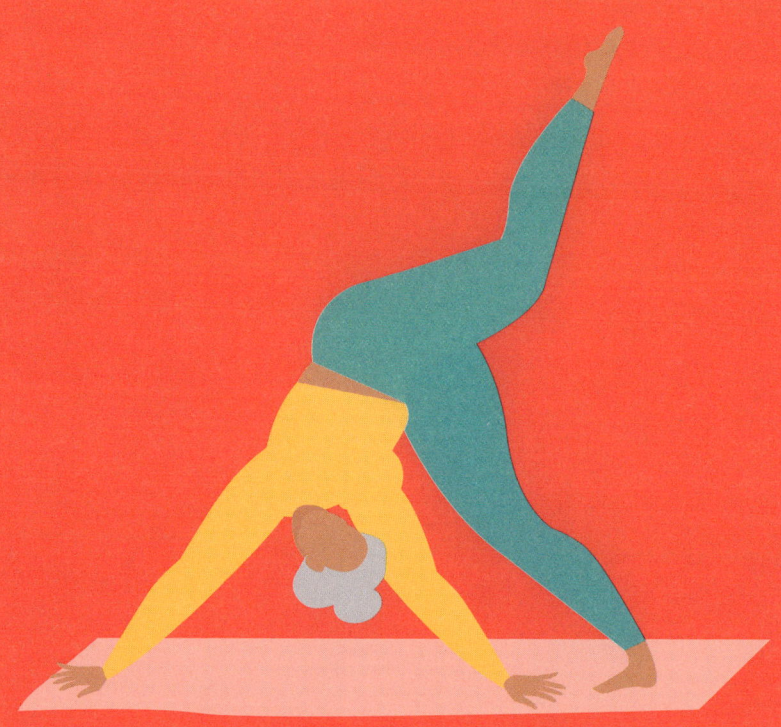

Während ich als junger Mensch jegliche Dinge abgelehnt habe, die nicht greifbar waren, habe ich, je älter ich wurde, mit jeder Krise neue **spirituelle Erfahrungen** für mich entdeckt. Die Lebensphase zwischen 30 und 40 Jahren, mit kleinen Kindern, anstrengender Selbstständigkeit und jeder Menge Mental Load, hat mich zum Yoga geführt. Nach einer Erkrankung mit Anfang 50 habe ich eine Ayurveda-Kur gemacht und im Anschluss acht Wochen Achtsamkeit trainiert. Seitdem meditiere ich auch regelmäßig.

Das Schöne am Älterwerden ist doch, dass man schon so vieles ausprobiert hat und sich von allem einfach das Beste nehmen kann. So habe ich festgestellt, dass ungeführte Meditationen mich unnötig anstrengen. Das Idealbild, 30 Minuten oder länger im Schneidersitz auf einem Kissen zu verharren, funktioniert für mich einfach nicht. So meditiere ich geführt: Wenn ich mich auf die Stimme meiner Meditationslehrerin konzentriere, fällt es mir leichter, meine Gedanken ziehen zu lassen und fokussiert zu bleiben. Auch beim Meditieren gilt also mein Lebensmotto: Ich bin lieber ein bisschen perfekt unperfekt ...

Das mit dem Geduld-haben müsst ihr mir noch mal erklären. Aber bitte schnell!

Als Kind wäre ich beim Marshmallow-Test, den der Psychologe Walter Mischel in den 1970er-Jahren an der kalifornischen Universität Stanford durchgeführt hat, glatt durchgefallen. Dabei wurde kleinen Kindern ein Marshmallow auf den Tisch gelegt und ihnen erklärt, dass sie, wenn sie etwas warten würden, eine weitere Süßigkeit zur Belohnung bekämen. 13 Jahre später haben die Wissenschaftler festgestellt, dass die Kinder, die damals warten konnten, später erfolgreicher waren.

Mittlerweile geht man davon aus, dass **Geduld** in erster Linie in der Kindheit anhand von Vorbildern erlernt wird. Wer also ungeduldige Eltern hatte, wird mit ziemlicher Wahrscheinlichkeit im Erwachsenenalter Probleme haben, geduldig zu sein. Nun kann man sich ja bekanntlich seine Eltern nicht aussuchen, also bleibt wohl oder übel nur, selbst etwas gegen die Ungeduld zu tun. Ich versuche, die folgenden psychologischen Tipps zu beachten:

1. Geduld kann durch Üben erlernt werden. An Gelegenheiten mangelt es mir nicht.

2. Wenn man sich bewusst macht, dass man wieder ungeduldig ist, und die Ungeduld akzeptiert, dann wird man diesen Zustand auch schneller wieder los.

3. Erfolg braucht einfach Zeit.

Übrigens, Psychologe Mischel hat später seine Studie relativiert: „Die Vorstellung, man könne die Zukunft eines Menschen sicher vorhersagen, etwa durch die simple Tatsache, wie lange er sich eine Belohnung versagen kann, ist Unfug."

Das ist doch eine gute Nachricht – zumindest für mich.

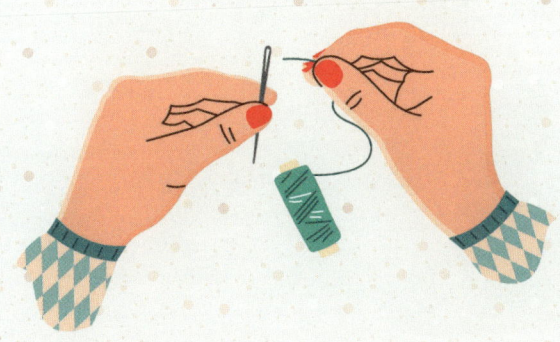

Gibt mir bitte mal jemand das Ding da neben dem Teil, wo das Zeugs draufliegt ...

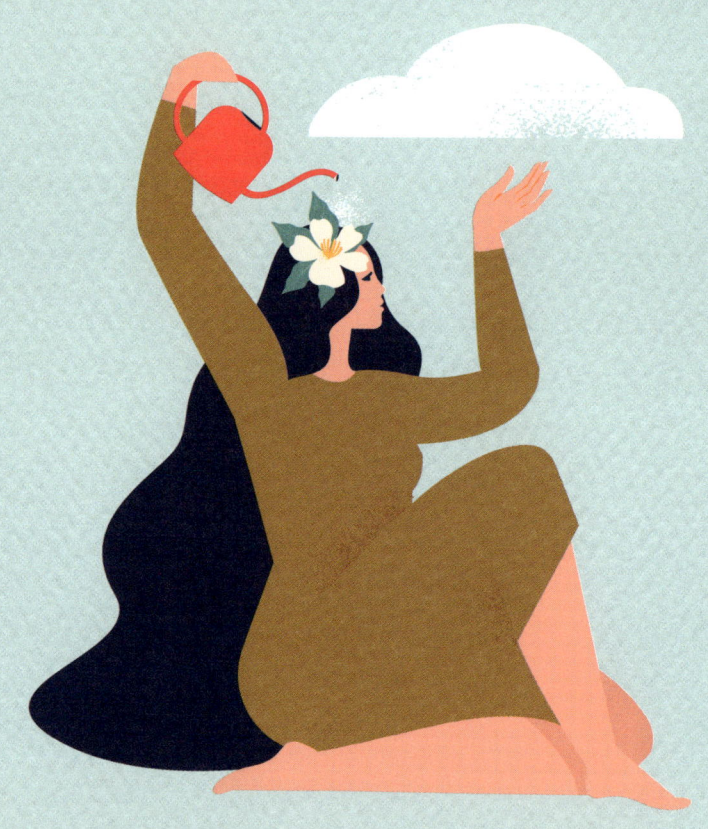

Wo ist denn wieder der Hausschlüssel? Und wie heißt noch mal die neue Nachbarin, die wir zufällig auf der Straße getroffen haben? Solche mentalen Aussetzer kennen wir doch alle, oder? Was wir meist als charmante Schusseligkeit abtun, lässt uns dann irgendwann doch an unserem Verstand und an uns selbst zweifeln.

Unser Gedächtnis ist nun mal ein einmaliges, aber auch ein sehr anfälliges Mysterium. Zu wenig Schlaf, ein Glas Wein zu viel oder andere Reizüberflutungen reichen aus und es lässt uns im Stich.

Wir können unser Gehirn zwar lebenslang schulen, aber etwa ab 50 werden wir für derartige Aussetzer anfälliger und die geistigen Reserven und damit auch das Denktempo lassen nach. Keine neue, aber doch eine niederschmetternde Erkenntnis!

Aber wir können unserer **Vergesslichkeit** trotzdem entgegenwirken: Eine gesunde Ernährung, soziale Kontakte und vor allem auch körperliche Aktivitäten beugen Gedächtnisproblemen vor. Unter anderem ist eine aktive Aufnahme von Informationen, wie zum Beispiel das Nacherzählen einer Geschichte, effektiver als das passive Zuhören. Wir verknüpfen mit der Information den Ablauf der Ereignisse, und damit verankert sich das Ergebnis fester im Gehirn.

Die gute Nachricht zum Schluss: Genügend Schlaf sorgt auch dafür, dass sich unser Geist erholt, und verhilft uns also sozusagen über Nacht zu einem guten Gedächtnis.

Fehler sind
was für Anfänger,
Könner produzieren
Katastrophen

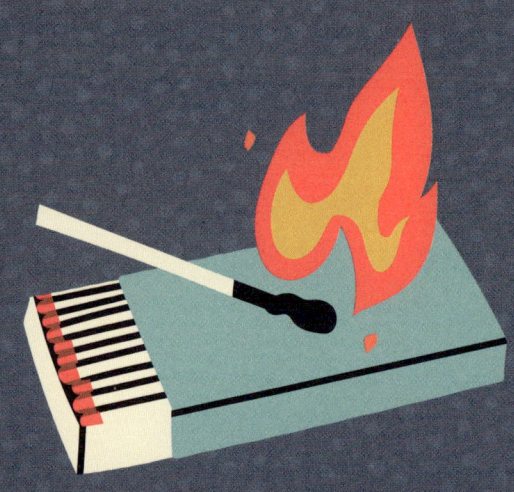

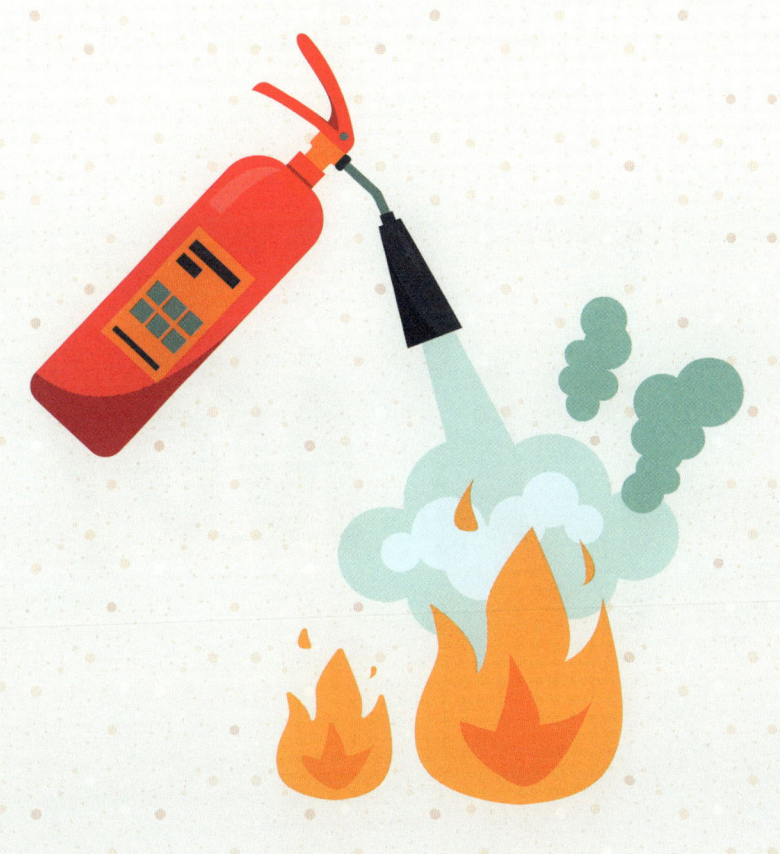

Manche Fehler sind
viel zu schön, um nicht
gemacht zu werden.

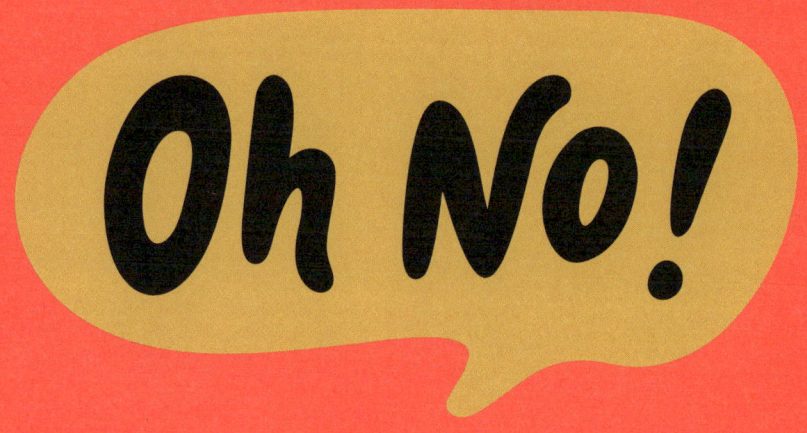

Jeder von uns macht täglich zwei bis fünf **Fehler** ... pro Stunde! Die meisten dieser Fehler bleiben ohne Wirkung. Trotzdem impliziert es meist etwas Negatives, etwas falsch zu machen. Fehler sind uns oft peinlich oder unangenehm. Sie kosten Zeit und kratzen an unserem Selbstwertgefühl. Aber es lässt sich nicht ändern: Fehler gehören nun mal zu unserem Leben dazu. Und das ist auch gut so, denn sie haben meist mehr Vorteile, als uns bewusst ist.

Ein erster Schritt hin zum positiven Umgang mit Schnitzern ist das Bewusstmachen, dass Fehler zum Lernprozess gehören. Wenn wir jeden Fehler nur einmal machen, können wir immerhin einen Haken dahinter setzen. Fehler zwingen uns häufig, kreativ zu werden und neue Ideen zu suchen. Wir lernen durch sie, Missgeschicke zu akzeptieren, um Herausforderungen zu meistern. Jeder Fehltritt macht uns stärker und nimmt uns die Angst vor dem Risiko. Sicherlich könnten alle erfolgreichen Menschen ein Buch mit den Fehlern füllen, die ihnen im Leben passiert sind – die sie letztendlich aber auch dahin gebracht haben, wo sie jetzt stehen.

Fehler machen ist schlicht und einfach menschlich.

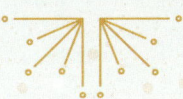

Außer Betrieb!

Geduldsfaden

ist gerissen.

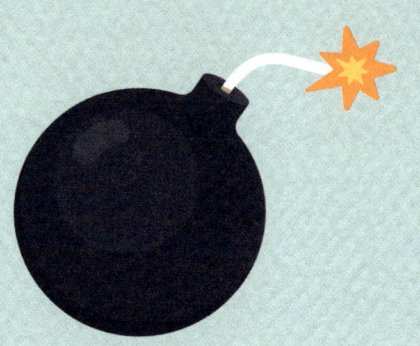

Weder für unsere Umgebung noch für uns selbst ist es einfach, **mit plötzlich auftretender Reizbarkeit und Nervosität umzugehen.** Was wirft uns als sonst so ruhige und ausgeglichene Menschen denn so aus der Bahn?

Der durch die Wechseljahre bedingte Abfall des „Kuschelhormons" Progesteron steht in direktem Zusammenhang mit unserem mentalen Wohlbefinden. Progesteron verhindert Angst- und Panikattacken. Wird es weniger, sind wir leichter reizbar und empfindlicher.

Auch das Schwinden des Östrogens, des Hormons, das für unsere Stimmungshochs verantwortlich ist, hat eine direkte Auswirkung auf unseren Serotoninspiegel, der unsere Stimmungen und Impulse kontrolliert. Allerdings macht der Mangel an Serotonin allein uns noch nicht zu wütenden Furien. Aber er kann durchaus mit verantwortlich dafür sein, dass es uns plötzlich schwerfällt, unsere Wut und Reizbarkeit zu kontrollieren und zu beherrschen.

Ein zusätzlicher Faktor: Wir sind in unserer Lebensmitte zwischen 45 und 55 an einem Punkt angelangt, wo uns schnell manches zu viel wird. Jahrelang haben wir uns beherrscht und uns selbst zurückgenommen. Jetzt ist es auch mal an der Zeit, unsere Wut herauszulassen und unsere Gedanken frei zu formulieren.
Und oft fühlt es sich an wie ein Befreiungsschlag, wenn wir einfach mal so sein können, wie wir gerade eben wollen.

Schallalalalala
ist eine erfolgreiche
Lebenseinstellung.

„Ich nehme mich selbst nicht so ernst" ist ein Satz, den wir häufig hören. Oft so dahingesagt von Menschen, die in der Öffentlichkeit stehen – wo sie wahrscheinlich nie gelandet wären, wenn sie sich selbst nicht hie und da ernst genommen hätten.

Sich selbst nicht so ernst nehmen zu wollen ist – weitergedacht – nur der dringliche Wunsch, nicht verletzlich sein zu wollen. Denn wir wissen doch, dass es für eine Menschenseele keine schlimmere Diskriminierung gibt als die Aussage, dass man sie nicht „ernst nehmen könne".

Auf der anderen Seite ist der eigene Perfektionismus sehr oft der Ursprung von Ernsthaftigkeit. Natürlich erfordern einige Situationen im Leben ein gewisses Maß an Seriosität, aber es bedeutet nicht, dass du deinen Mitmenschen und insbesondere dir selbst übertrieben ernsthaft begegnen musst.

Bewerte dich nicht ständig selbst, sondern stelle deinen Humor in den Vordergrund. Versuche einfach mal, über dich und deine Fehler zu lachen, das entspannt die Situation oft ungemein. Lockerheit und Humor sind dann vertraute Begleiter, wenn du auch körperlich entspannt bist. Bewegung hilft dir dabei.

Versuche, anderen Menschen offen zu begegnen und ihrem Verhalten keine negativen Absichten zu unterstellen. Ihnen mit Humor gegenüberzutreten, kann das Eis schon brechen.

Wir sollten uns also auf jeden Fall ernst, aber vielleicht nicht immer so wichtig nehmen.

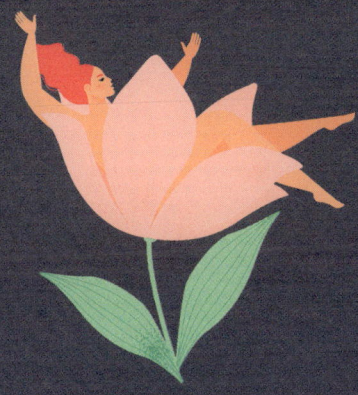

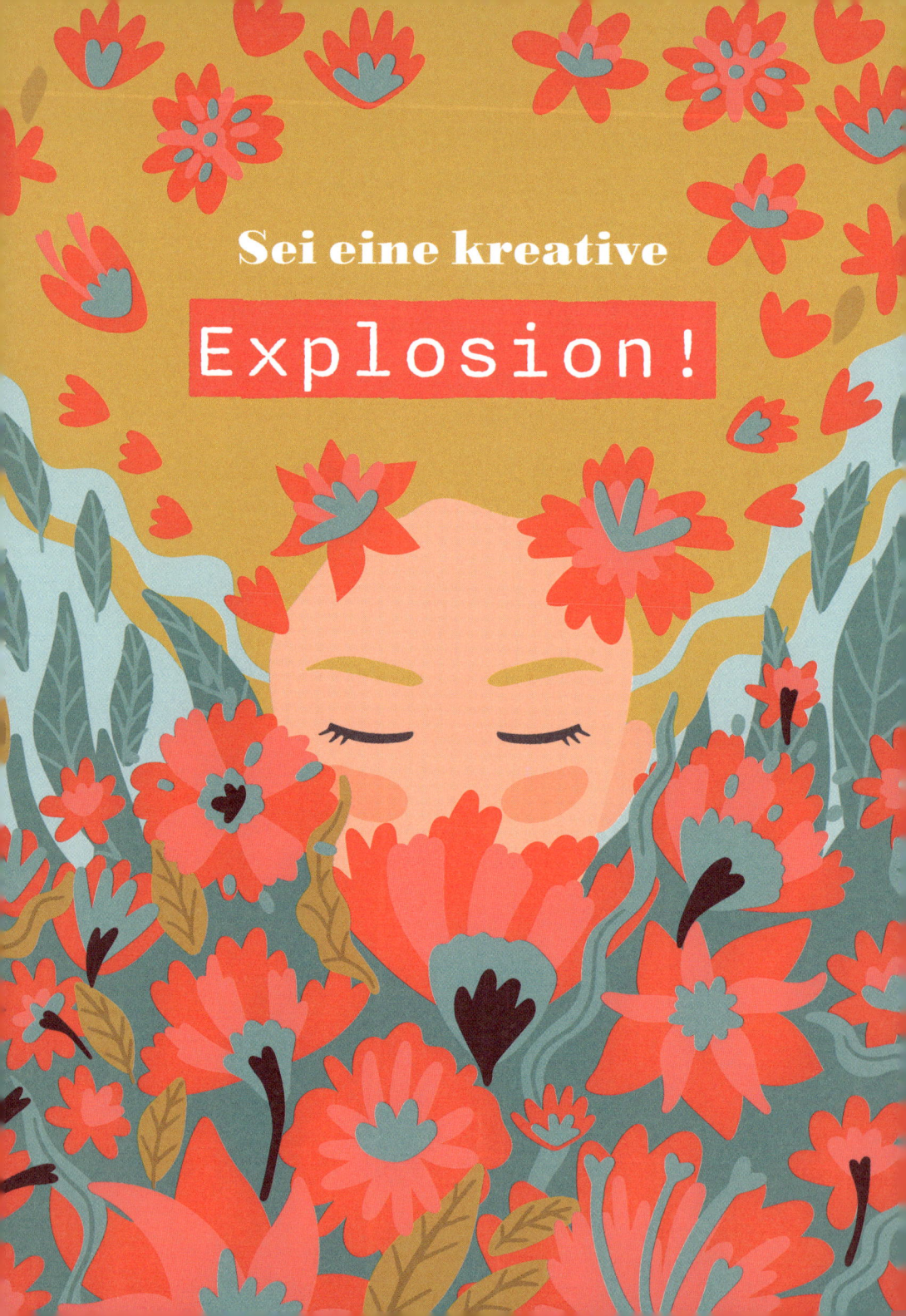

Kreativität hat viele Facetten. Und die gute Nachricht zuerst: Mit Mitte 50 erreicht unsere Kreativität erst ihren Höhepunkt, wie eine Studie der Ohio State University besagt. Das liegt daran, dass wir in diesem Alter die über Jahre angesammelten Erfahrungen und Fähigkeiten optimal nutzen können, um daraus neue Ideen zu formen. Wir können nämlich deshalb komplexe Aufgaben lösen, weil wir gemachte Erfahrungen in andere Bereiche übertragen können.

Kreative Menschen haben die Fähigkeit, fantasievoll und originell zu sein und schöpferisch etwas Neues zu schaffen oder zu erfinden, was nützlich oder sinnlich erlebbar ist. Dabei ist Kreativität nicht nur im künstlerischen Bereich zu finden, sondern sie hilft uns auch in allen anderen Lebensbereichen weiter. Ideenreichtum hat viele Facetten, und jede:r von uns trägt Formen davon in sich, wir müssen sie nur aufspüren. Also raus aus der Komfortzone! Beschreite neue Wege und stelle bestehende Regeln auf den Kopf. Sei eine kreative Explosion!

Perfekt aussehen muss man nur, wenn man sonst nichts kann.

Es gibt ja diese Schubladen, die schon belegt sind, wenn man auf die Welt kommt. Bei mir war die Schönheitsschublade schon belegt, als ich geboren wurde. Meine Schwester hatte von Geburt an dickes schwarzes Haar und blaue Augen, für mich blieb die Geschwister-Schublade „gewitzt und frech" übrig.

Das hat mich vermutlich gerettet vom Streben nach perfekter Schönheit. Ich lernte, witzig zu sein und Kritik an meinem Aussehen wortgewandt zu parieren. Als Kind wollte ich lieber ein Junge sein, ich wollte auf Bäume klettern, am schnellsten laufen, am besten Ski fahren. Ich wollte gut in der Schule sein, mit Jungs Fußball spielen und immer das letzte Wort haben.

In der Pubertät habe ich schnell begriffen, dass es auch mit der Sexbombe bei mir nichts werden würde. Meine Körbchengröße war mit 15 Jahren noch 70 A und meine Haarfarbe weit davon entfernt, hellblond zu sein.

Das Thema weibliche Schönheit habe ich tatsächlich erst Ende 20 für mich entdeckt. Auf einmal hatte ich Spaß daran, mich weiblicher zu kleiden und mich zu schminken. Trotzdem war immer irgendetwas nicht perfekt an mir: Entweder waren meine Nägel zu kurz oder einer war abgebrochen, meine Strumpfhosen hatten oft Laufmaschen, und kurz vor wichtigen Präsentationen entdeckte ich gerne mal einen Fleck auf meiner Bluse – nicht gelernt bleibt eben nicht gelernt. Dafür hat mich mein Nichtstreben nach perfektem Aussehen etwas anderes gelehrt: **Perfektion** ist überbewertet. Meistens reichen 80 Prozent völlig aus.

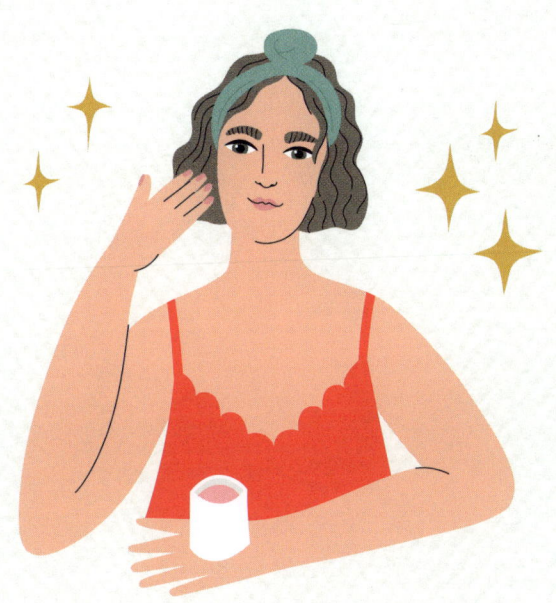

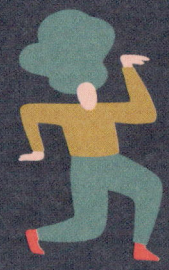

Bin gerade etwas
neben der Spur.
Ist schön da.

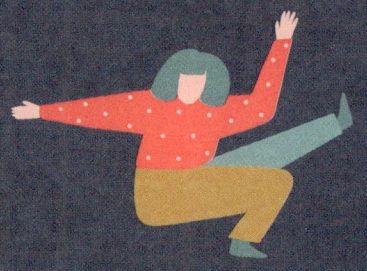

„Albernheit ist eine situationsbezogene Stimmung der Vergnügt-heit und des Leicht- und Nicht-ernst-Nehmens", so steht es bei Wikipedia.

Also ist die **Albernheit** meiner Meinung nach perfekt geeignet, um die kleinen Malaisen, die das Älterwerden so mit sich bringt, nicht überzubewerten, sondern lieber mal mit einem Augenzwinkern zu betrachten.

Auch die Philosophen der Antike wussten schon, dass Albereien durchaus unser Leben bereichern können. So schrieb Horaz beispiels-weise: „Mische ein bisschen Torheit in dein ernsthaftes Tun und Trachten. Albernheiten im rechten Moment sind etwas Köstliches."

Ich erinnere mich gerne an einen Abend, als wir mit einer Gruppe von Freunden zu acht beim Griechen waren und wirklich jede:r von uns die Speisekarte gefühlt 1,50 Meter von sich weggehalten hat. Wer darüber einen Witz gemacht hat, weiß ich nicht mehr. An den gemeinsamen Lachanfall aber kann ich mich noch gut erinnern. Und der hat uns ungemein verjüngt.

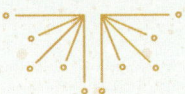

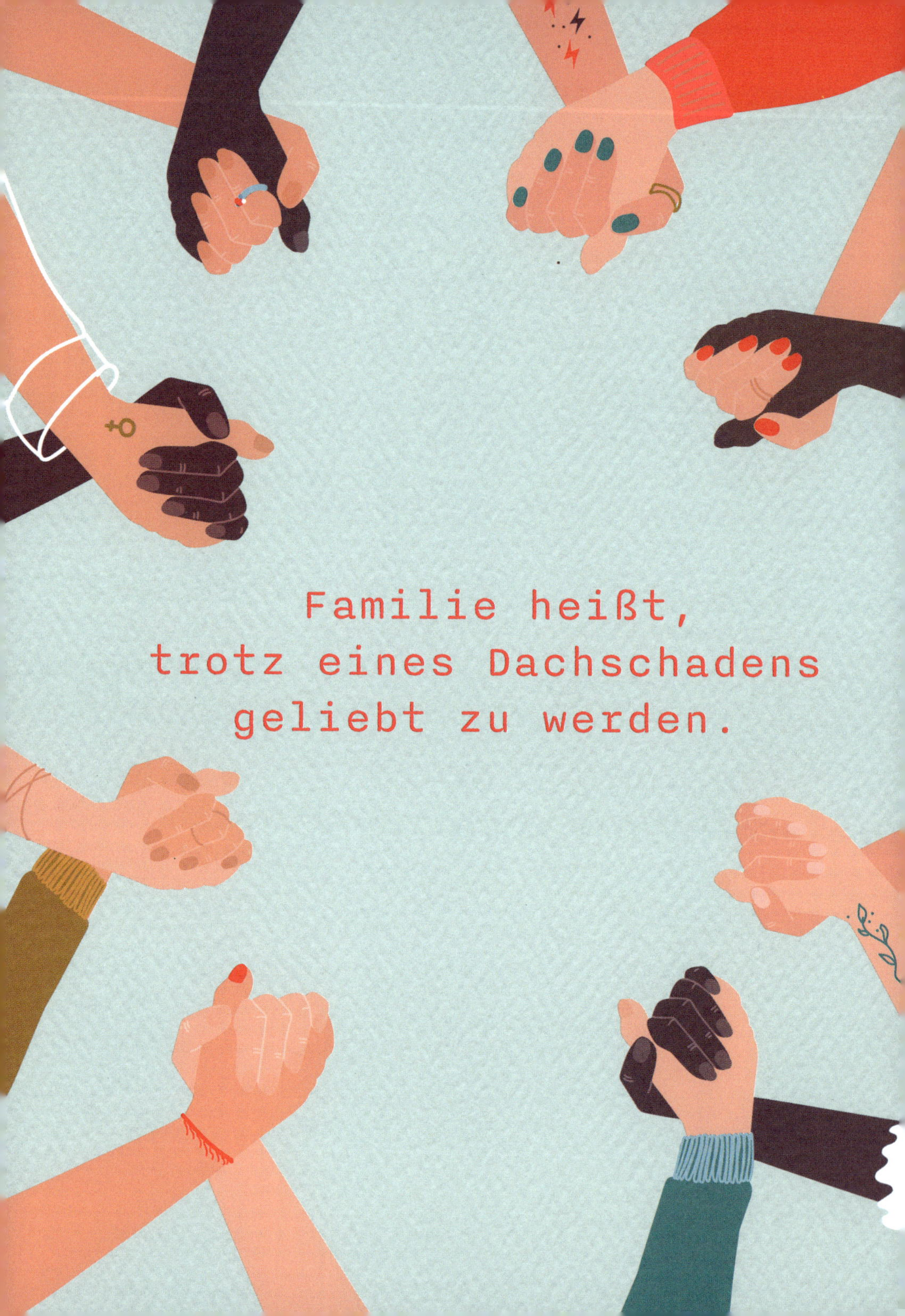

Familie heißt,
trotz eines Dachschadens
geliebt zu werden.

Meine Großmutter väterlicherseits hatte einen Damenbart und über Sexualität eine – sagen wir mal – wirklich sehr eigentümliche Meinung, die ich den Leserinnen hier gerne erspare. Trotzdem habe ich mir als Kind keine Gedanken gemacht, ob der Damenbart jetzt schön oder nicht schön ist. Ich fand es eher lustig, dass es gestachelt hat, wenn mich meine Oma geküsst hat.

Ist es nicht faszinierend, dass wir bei Menschen, die wir lieben, wunderliche Dinge nicht nur hinnehmen, sondern meistens sogar irgendwie aufregend oder zumindest besonders finden?

So ist es in der Familie, man wächst mit den Eigenheiten eines Menschen auf, passt sich an diese an und findet sie letztendlich normal. Selbst wenn diese Eigenheiten Chaos hervorrufen, wird man immer versuchen, das Beste daraus zu machen. Denn **Familie** ist der Ort, an dem dein Herz zu Hause ist. Und dieses Zuhause bleibt dir zumeist ein Leben lang.

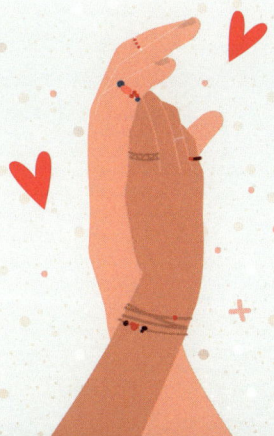

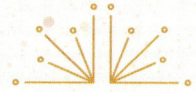

Kurzes Update für alle,

die uns schon länger nicht mehr gesehen haben:

Wir sind immer noch sehr attraktiv!

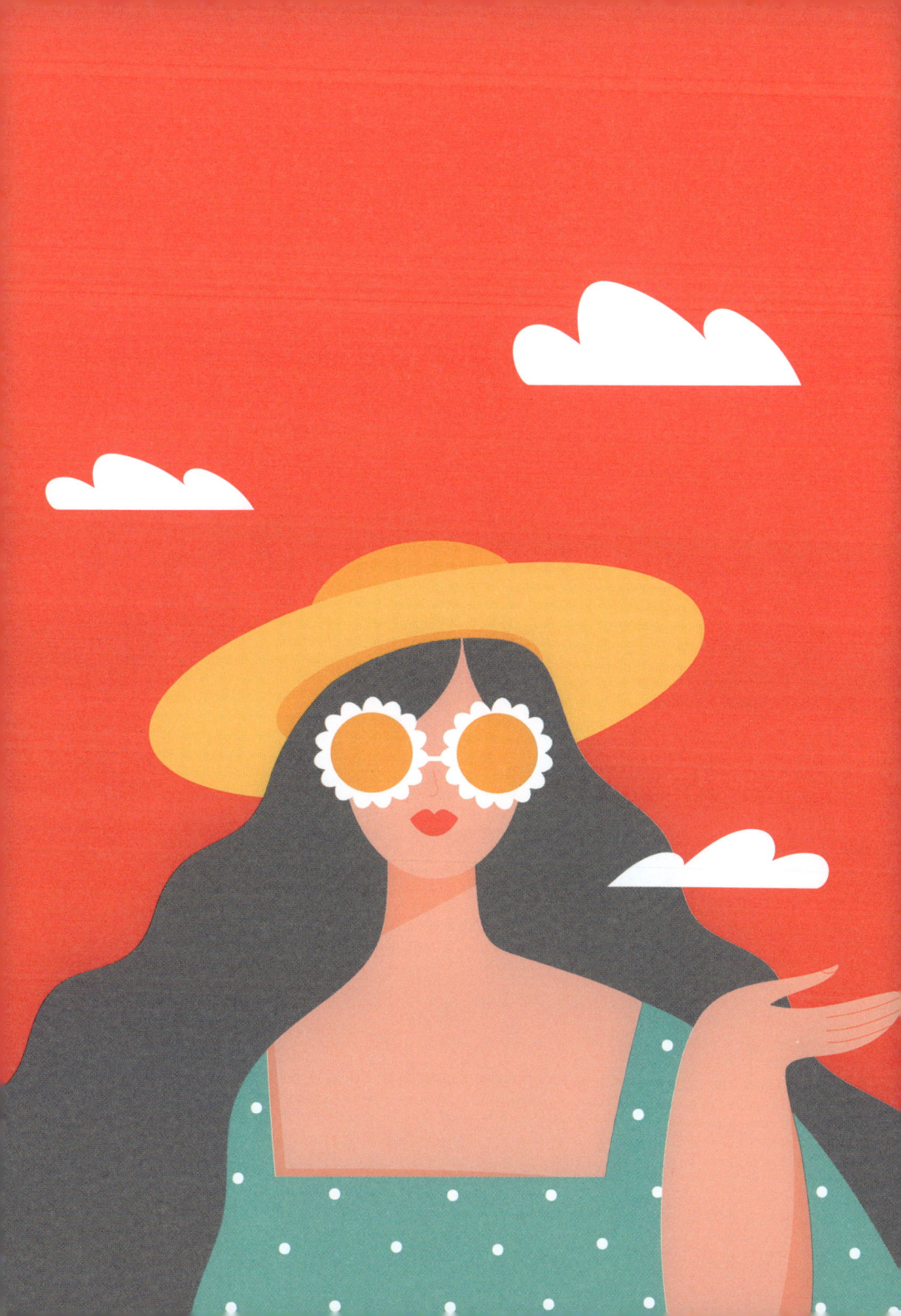

Ich habe das jetzt mal getestet:

Antifaltencreme wirkt, wenn man sie dick auf

den Spiegel aufträgt.

Wenn man bei Google das Wort **„Falten"** eingibt, finden sich als erste Suchergebnisse Origamianleitungen. Gefolgt von „Behandlung und Vorbeugung von Falten", „Falten reduzieren", „Falten loswerden".

Klarer Fall: Keiner will sie haben, aber alle bekommen sie, die Falten. Bei vielen wirken die ersten Fältchen um die Augen oder selbst die Zornesfalte an der Stirn ganz charmant. Aber spätestens, wenn aus den Falten Furchen werden, wenn die Mundwinkel zu hängen beginnen, können wahrscheinlich nur die wenigsten ehrlich von sich sagen: „Jede meiner Falten liebe ich, denn sie spiegeln mein gelebtes Leben wider."

Ab diesem Zeitpunkt haben wir zwei Möglichkeiten: Das Spiegelbild gnädiger zu betrachten oder die Falten eben mit allen Mitteln, die die ästhetische Medizin hergibt, zu glätten. Beides wird zumeist von der Umwelt nicht gerade freundlich kommentiert. Aber sollten nicht gerade wir Frauen alles dafür tun, dass sowohl natürliches Aussehen geschätzt wird, ohne gleichzeitig diejenigen zu diskreditieren, die „gemacht" sind? Jetzt ist die Zeit, um sich bei diesem Thema in Toleranz zu üben. Denn letztendlich sitzen wir alle im selben Boot …

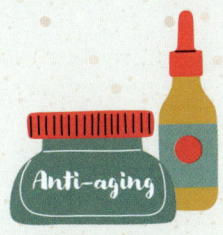

Die grauen Haare föhne
ich nie mit. Die sollen
ruhig merken, dass sie
nicht willkommen sind!

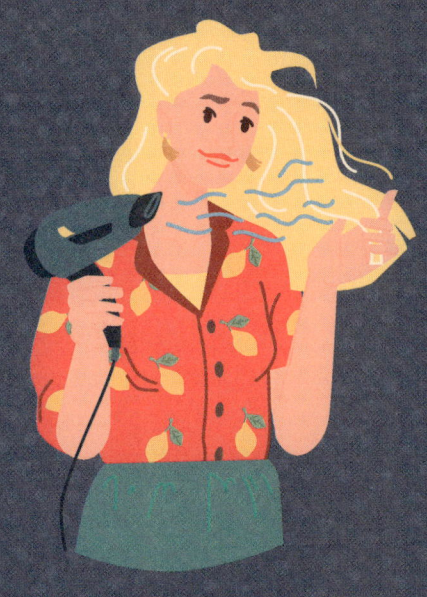

Färben oder nicht färben: eine Gewissenfrage? Ich finde, die Entscheidung für **graue Haare** setzt eine gewaltige Portion Mut voraus. Meine Meinung! Natürlich ist mir durchaus klar, dass das Färben für die Haare und die Gesundheit nicht besonders gut ist.

Und trotzdem kann ich mich noch nicht dazu durchringen, es sein zu lassen. Ich glaube, man kann nicht abstreiten, dass graue Haare etwas verändern – in der Außenwirkung, aber sicher auch in unserem Inneren. Es erfordert eine bewusste Bereitschaft, diesen Schritt zu gehen. Ist man noch nicht so weit, dann ist man es eben nicht. Da hilft jeglicher Zuspruch von außen nicht wirklich weiter.

Und ICH bin noch nicht so weit! Ich kann mich noch nicht für graue Haare entscheiden.
Unbestritten gibt es viele Frauen, die mit ihren grauen Haaren umwerfend aussehen. Genauso interessant möchte ich auch irgendwann wirken! Fragt sich eben nur, wann? Jetzt gerade nicht! Das kann ich ja mit 75 auch noch, oder? Und bis dahin ... Farbe auf mein Haupt!

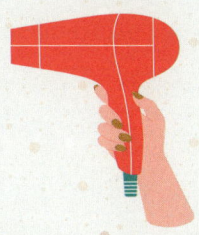

Sei ein Flamingo
in einer Schar

grauer Tauben.

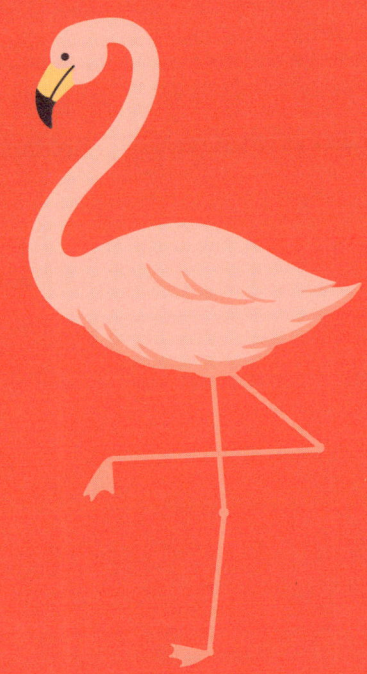

Ist es tatsächlich an der Zeit, jetzt, da wir die 50 überschritten haben, noch mal unser Modeverständnis zu hinterfragen? Oder haben wir **unseren Stil** schon ganz sicher gefunden und wissen genau, was wir wie betonen oder kaschieren möchten?

Auf alle Fälle haben wir einen großen Vorteil: Wir sind mit den Jahren selbstbewusster geworden, wir haben ein klares Gespür dafür, was uns steht und was nicht. Natürlich verschließen wir uns nicht gegenüber neuen Trends, aber in der Regel peppen wir unseren Look eher durch Accessoires auf, als an einem gewagten Experiment zu scheitern. Wenn wir auf die Generationen vor uns schauen, sind wir aber definitiv mutiger geworden in Sachen Mode.

Ich habe zum Beispiel bemerkt, dass ich mittlerweile viel öfter zu kräftigen Farben greife und diese bewusst gewagt kombiniere. Aber das A und O ist, dass wir uns wohlfühlen und uns treu bleiben. Denn eines haben wir doch alle gemeinsam, ganz unabhängig von unserem Alter: Wir wollen gesehen, gehört und gefeiert werden – und Mode ist dazu nun mal ein wunderbares und inspirierendes Mittel zum Zweck.

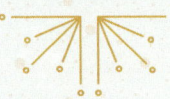

Sei wie Gin Tonic!

Nach nichts aussehen und

dann aus dem Nichts
voll reinhauen.

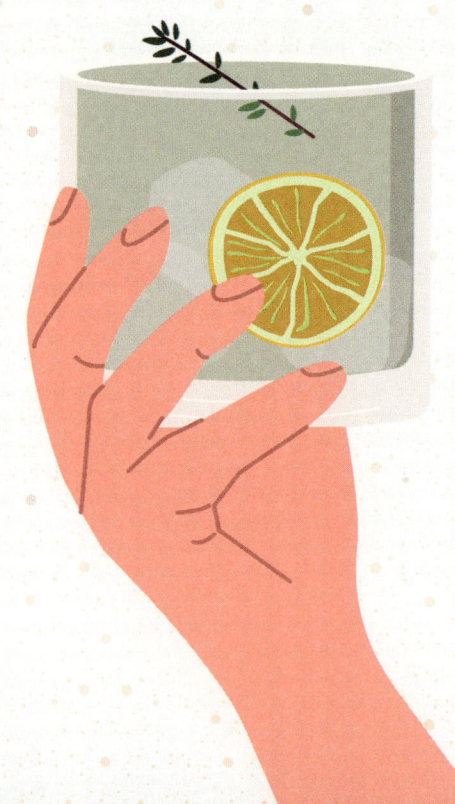

Hilfe, ich werde **unsichtbar!** So fühlen sich viele Frauen, wenn ihre Fruchtbarkeit zu schwinden beginnt. Unsichtbar werden wir dann nämlich tatsächlich – zumindest für paarungswillige Männer.

Die Frage ist nur: Wie wurden wir dann eigentlich in unseren jungen Jahren gesehen? Wurden wir wirklich in unserer ganzen Persönlichkeit wahrgenommen oder war unser Aussehen nicht manchmal auch hinderlich in der Durchsetzung von eigenen Interessen oder Macht? Schon als Kind haben wir Babyboomerinnen doch gelernt, artig und nett zu sein, um später dann als hübsche, coole Frau zu gelten, mit der die Männer gerne flirteten. Und auch heute noch werden junge Mädchen lieber (an)gesehen, wenn sie in irgendeiner Form in die Norm der Gesellschaft passen.

Anstatt still zu sein in so manchen Diskussionen, um nicht als zickig zu gelten, können wir heute unverblümt unsere Meinung äußern. Vielleicht gibt uns ja die gefühlte „Unsichtbarkeit" sogar die Chance, tatsächlich „sichtbarer" zu werden – indem wir so gesehen werden, wie wir wirklich sind. Ohne Rücksicht auf Verluste.

Mache die
ganze Woche nichts.
Heute gönne ich mir mal

einen Selfcare-Tag!

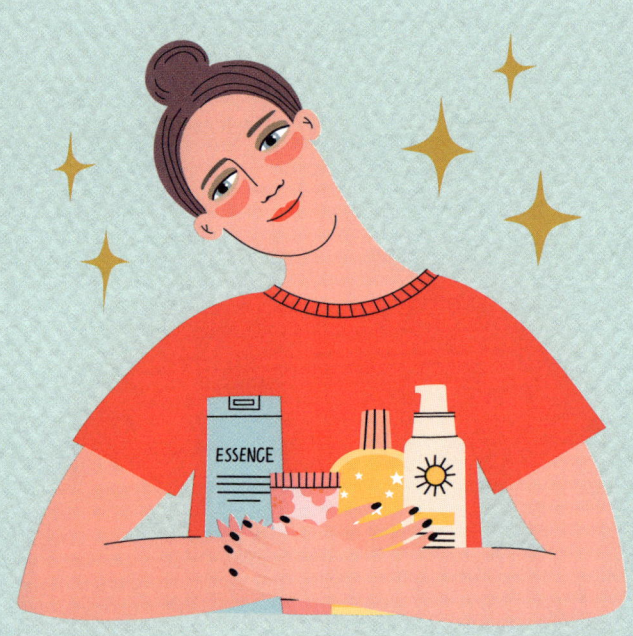

Jahrelang sah meine Badezimmerroutine so aus: duschen, föhnen und schminken in unter zehn Minuten. Und das Ganze mit Publikum. Alle Leserinnen mit Kindern werden jetzt wissend nicken.

Mit Kindern im Haus das Badezimmer alleine zu nutzen, ist eigentlich schier unmöglich.

Seit meine Töchter aus dem Haus sind, habe ich die Beauty-Days aus meinen Zwanzigern wieder aufleben lassen: Für mich bedeuten die Stunden im Bad, die ich alleine mit mir verbringe, Tiefenentspannung.

Auch wenn ich nicht unbedingt an eine Wirkung von Kosmetik glaube, liebe ich es dennoch, besondere Cremes zu benützen. Wenn ich mich also um meinen Körper kümmere, dann tauche ich förmlich ein in die Tiegel. Ich rieche an den Cremes und genieße es, die Lotion langsam auf meinem Körper zu verteilen. Nagellack aufzutragen, wird zur Meditation, und wenn ich dann auch noch eine Gesichtsmaske auflege und beim Einwirken die Augen schließe, muss ich aufpassen, dass ich nicht einschlafe.

Während dieser Spa-Days betrachte ich meinen Körper als wunderbares Geschenk und spüre große Dankbarkeit für alles, was ich mit ihm erlebt habe. Denn ich weiß: Auch die kleinen Blessuren, die das Leben hinterlassen hat, gehören zu mir.

Man sagt, 50 ist das neue 40.

Alles, was ich spüre, ist,

dass 21 Uhr das neue Mitternacht ist.

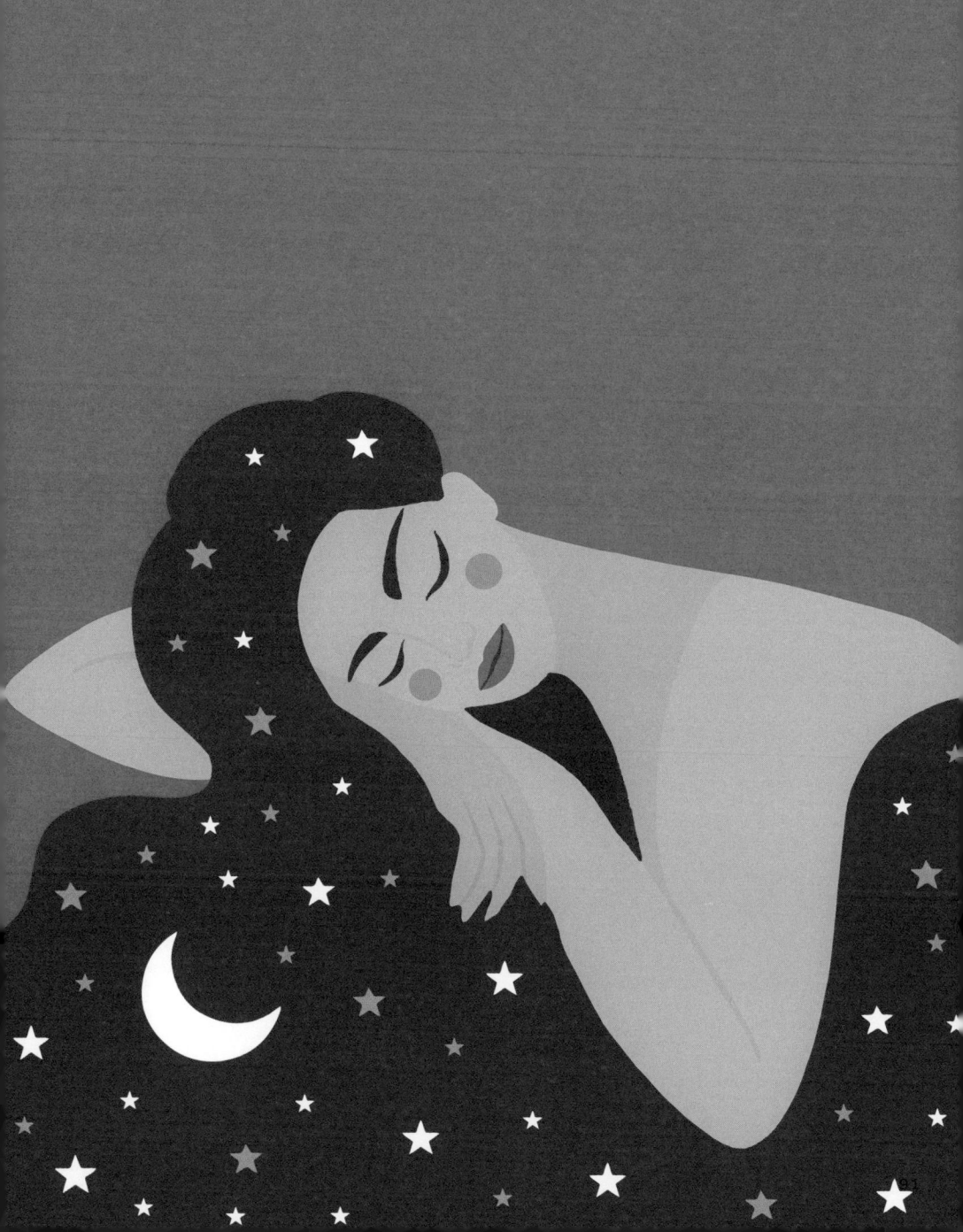

Mein Passwort

fürs Leben

heißt Humor.

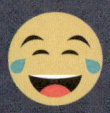

Sagt nicht schon das Sprichwort: **„Mit Humor geht alles leichter"**? Das trifft nicht nur auf den Umgang mit unseren Mitmenschen, sondern auch auf den Umgang mit uns selbst zu. Denn wohlwollender, sozialer und wertschätzender Humor kann wahre Wunder bewirken.

Humor hilft uns in schwierigen Augenblicken, weil wir durch ihn eine distanzierte Sichtweise auf die Situation bekommen und dadurch unser Los leichter ertragen können.

Über sich selbst zu lachen, ist nicht einfach, aber sehr hilfreich. Und Humor lässt sich tatsächlich trainieren! Indem wir zum Beispiel etwas, was wir an uns selbst gar nicht mögen oder was gerade besonders schwierig ist, anderen gegenüber total übertrieben darstellen: „Meine Waage schreit morgens, man möge sich bitte mit beiden Füßen auf sie stellen!"

Natürlich bedeutet Humor nicht nur Lachen. Denn wir lachen ja alle über verschiedene Dinge. Wir alle haben unseren eigenen humorvollen Finderabdruck, können etwas lustig finden oder einen Witz machen, ohne dass wir zwangsläufig lachen. Aber gerade, wenn wir uns in einer schwierigen Situation befinden, kann ein humorvoller Perspektivenwechsel und ein Lächeln über die momentane Lage sehr befreiend wirken.

Früher war alles leichter.

Ich zum Beispiel.

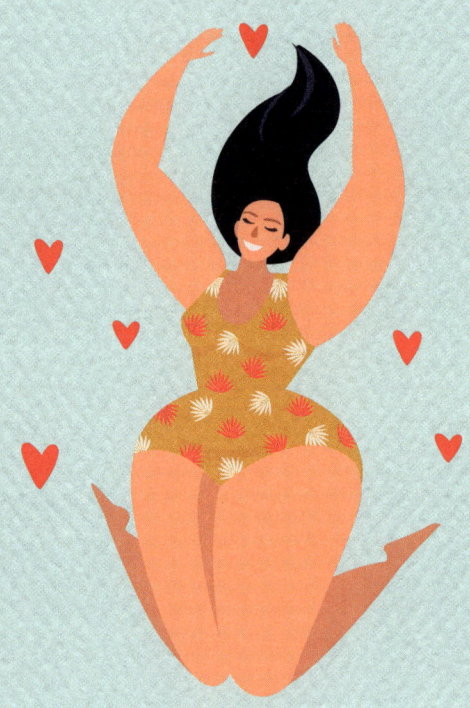

Nicht nur Studien belegen, dass sich unser Körper ab 40 wandelt. Das haben wir auch so schon bemerkt. Er verbraucht weniger Kalorien und der Stoffwechsel wird langsamer. Früher hat es ausgereicht, an einem Abend nichts zu essen – und, schwups, war der Bauch wieder flach. Heute müsste ich wirklich sehr streng mit mir sein, um **Gewicht zu verlieren.** Ich weiß, wovon ich spreche, ich habe es zig-fach ausprobiert.

Helfen würde vielleicht nur der totale Verzicht auf alles – für immer. Wenig Kohlenhydrate, am besten abends gar nichts essen, dreimal täglich Laufen gehen und natürlich auf keinen Fall ein Glas Wein. Aber wo bitte bleibt denn da der Spaß? Ist es am Ende des Tages wirklich wichtiger, einen Knackpo und einen Flachbauch zu haben und dafür vieles, was mir Freude macht, zu unterlassen?

Nein! Ich verzichte gerne mal auf etwas, aber nur, wenn der Verzicht mir nicht wehtut. Ich möchte mich auf ein gutes Essen freuen, denn für mich bedeutet gemeinsames Essen und Genießen Lebensfreude. Und wenn ich laufe, möchte ich mich einfach nur an der Natur erfreuen und nicht ans Abnehmen denken.

Mal sehen, was sich mein Körper die nächsten Jahre noch so einfallen lässt. Eines steht aber fest: Leichter wird's wohl nicht, aber wir müssen es uns auch nicht unnötig schwerer machen.

Schenkt das Leben
dir Zitronen,
mach Limonade draus.

Als ich neulich dabei war, eine alte Pfanne zu entsorgen, überfiel mich mein Sohn mit den Worten: „Die nehme ich mit, wenn ich ausziehe." Sofort beschlich mich dieses mulmige Gefühl. Der Tag, an dem er ausziehen wird, rückt unweigerlich näher und flößt mir eine große Portion Respekt ein. Dabei dachte ich immer, dass ich als Vollzeit arbeitende Mutter nie so eine große Welle darum machen würde. Schließlich bin ich als Kind auch einfach gegangen, und sogar gleich ins Ausland. Ich war der Meinung, es sei für meine Eltern leicht gewesen, mich ziehen zu lassen. Aber wahrscheinlich habe ich ihre Ängste und Sorgen einfach ignoriert. War es für mich doch völlig alternativlos, endlich auszuziehen – in ein eigenes, selbstbestimmtes Leben.

Und genau das müssen auch wir unseren Kindern einräumen: das Recht auf ihr eigenes Leben. Sie sind Individuen, die wir lediglich eine gewisse Zeit lang begleiten. Wir hingegen müssen die Leere, die sie nach ihrem **Auszug** hinterlassen, erst mal aushalten – und dann aber wieder ein eigenes, autarkes Leben führen. Das wird nicht einfach werden, und deshalb sollten wir die Suche nach neuen, eigenen Aufgaben am besten schon beginnen, wenn die Kinder noch im Hause sind.

Denn wenn sie schließlich in die große, weite Welt aufgebrochen sind, können wir für sie nur noch der Hafen sein, in dem sie immer wieder gerne zwischenankern.

Loslassen ist einfach.

Manchmal.

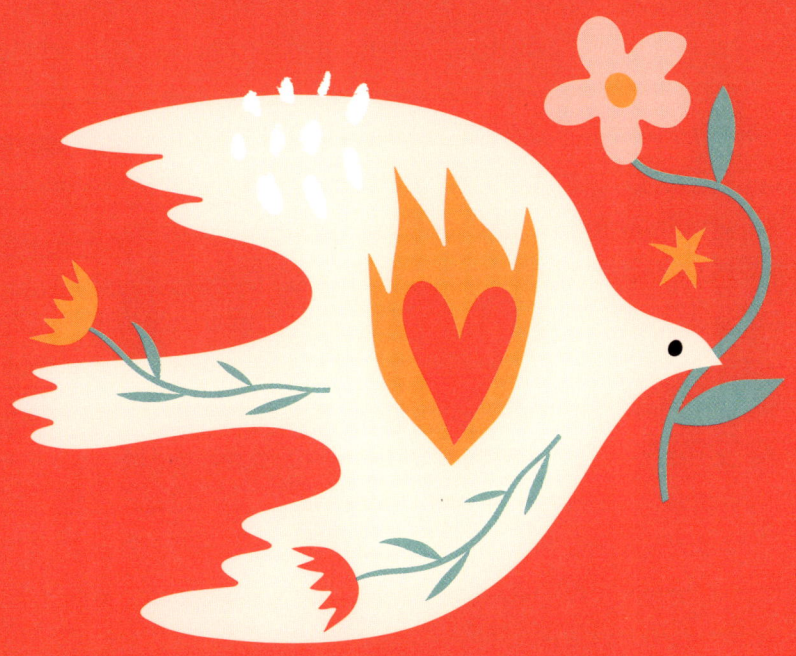

Eine wahre Geschichte:

In unserer weiten, weiten Bekanntschaft gibt es tatsächlich den Fall, dass drei längst erwachsene Söhne nicht ausgezogen sind, sondern immer noch bei ihren Eltern leben. Warum? Das weiß ich nicht. Die Bekanntschaft ist ja, wie gesagt, weit.

Aber bei einem Besuch, so wurde mir erzählt, rief die mittlerweile über 80-jährige Mutter ihre Söhne nach unten. Die drei Männer, 45, 48 und 50 Jahre alt, lebten tatsächlich noch gemeinsam in einem Zimmer mit drei Stockbetten. Der 48-Jährige hatte sich übrigens ein Haus gebaut und es vollständig eingerichtet, war dort aber nie eingezogen, weil er noch auf die richtige Frau warten wollte …

Mir hilft diese Geschichte, wenn ich damit hadere, dass meine Töchter schon mit 19 beziehungsweise 20 Jahren ausgezogen sind.

Wichtig ist scheinbar, den **Zeitpunkt des Loslassens** nicht zu verpassen! Denn wer zu spät loslässt, den bestrafen seine Kinder.

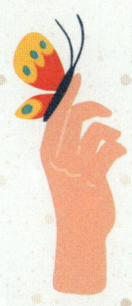

Ich habe heute einen Hasen so lange beobachtet, bis er weggeflogen ist.

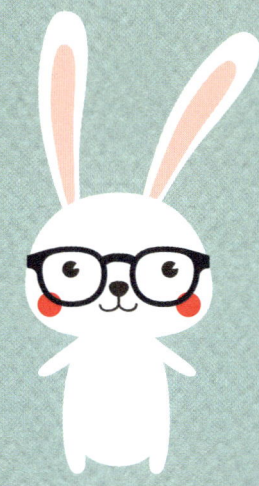

GLEITSICHTBRILLE! Schon der Begriff ist einfach nur unsexy. Hört sich irgendwie nach Gleitgel an. Hmmm! Es fällt mir schon schwer, das Wort auszusprechen. „Gltzibrillen" tragen ältere Herrschaften, aber bitte ich doch noch nicht!

Aber irgendwann trifft uns die erschütternde Erkenntnis, dass die Arme plötzlich zu kurz werden, um den Zeitungsartikel noch scharf zu sehen. Dazu kommt die erniedrigende Erfahrung, die Speisekarte im Restaurant nicht mehr entziffern zu können – was natürlich an der miserablen Beleuchtung und der 6-Punkt-Schrift liegt. Wenn wir dann auch noch nach dem Weg fragen müssen, weil wir die Straßenschilder nicht mehr entziffern können, ist der Gang zum Optiker unaufhaltsam.

Seinen Vorschlag, es mit einer „Gleitsichtbrille" zu versuchen, empfinden wir als ungeheuerliche Demütigung. Wofür gibt es denn diese Lupen am Einkaufswagen? Und wir kommen doch sehr gerne ins Gespräch mit den netten jungen Männern, die uns bereitwillig helfen, wenn wir nach dem Weg fragen. Wussten wir's doch gleich, wir brauchen es doch (noch) nicht, dieses „Gleitteil"!

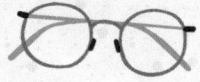

Älterwerden bedeutet, auch nicht immer zu wissen, was man will. Aber zumindest, was man nicht mehr will.

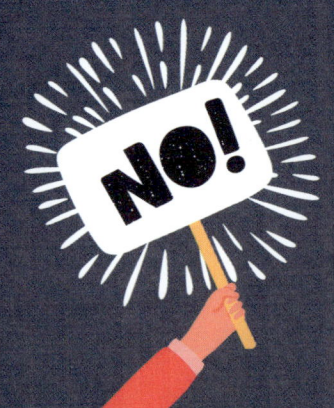

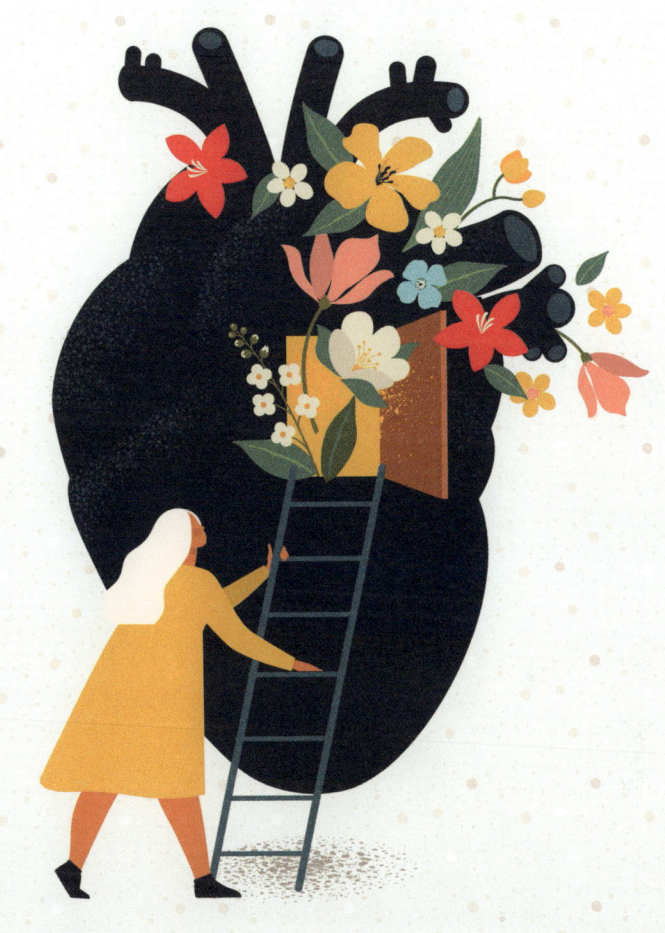

Sätze, die man viel
zu selten hört:
Herzlichen Dank! Schön,
dass es dich gibt!
Hier sind 10 Millionen
Euro, viel Spaß damit!

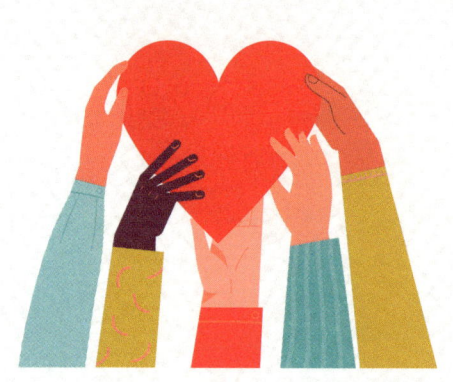

Wertschätzung ist in aller Munde, denn sie ist eines unserer zentralen Bedürfnisse. Wollen wir doch alle Anerkennung für das, was wir gemacht und geleistet haben und für das, was wir sind. Wenn wir anderen ehrliche Wertschätzung entgegenbringen, kann das enorme Kräfte freisetzen. Und ehrliche Wertschätzung meint nicht ein achtlos dahingesagtes Lob, welches nur auf die erbrachte Leistung abzielt. Echte Wertschätzung ist vielmehr eine Geistes- und Herzenshaltung, die sich auf die ganze Person und ihr Wesen bezieht.

Sie kostet nicht viel, denn sie kommt von Herzen. Sie ist emotional, präzise und individuell. Oft sind es nur die kleinen Gesten, die den großen Unterschied machen. Eine interessierte Rückfrage, eine kleine Überraschung oder ein anteilnehmendes Lächeln.

Wir können nicht oft genug „Danke" sagen. Denn wirkliche Dankbarkeit transportiert Respekt und Anerkennung für das, was eine Person gemacht hat. Und sie zeigt, dass wir das keinesfalls als Selbstverständlichkeit sehen.

Das Gute ist: Wenn wir anderen Wertschätzung geben, fördert das auch immer unser eigenes Selbstwertgefühl.

Leg dich nicht mit Zucker an, er ist raffiniert.

Ich gestehe, ich war ein Zuckermonster... Für Leute, die nie Süßigkeiten essen, bin ich es wahrscheinlich noch immer. Allerdings habe ich in den vergangenen Jahren immer wieder zuckerfreie Zeiten eingelegt. Und dabei gemerkt, wie gut mir das tut. Jede zuckerfreie Phase hat ihre Spuren hinterlassen. So verzichte ich jetzt dauerhaft auf gesüßte Getränke, Teilchen vom Bäcker sind mir mittlerweile schlicht und einfach zu süß, und herkömmliche Schokolade schmeckt mir nicht mehr, seit ich nach einer schokofreien Phase keine Schokolade mehr schmecke, sondern nur noch den Zucker.

Auch eine „vegane Episode" hat Spuren in meiner Ernährung hinterlassen. Ich esse zwar mittlerweile wieder ab und zu Fleisch, bin also Flexitarierin, um einmal dieses Modewort zu gebrauchen. Ich weiß aber seitdem auch, dass man aus Sellerie tolle Schnitzel zaubern kann und dass eine Wirsing-Kürbis-Lasagne einer herkömmlichen Lasagne in nichts nachsteht.

Tatsächlich haben sich mit jeder kleinen Veränderung in meiner Ernährung **meine Essgewohnheiten nach und nach umgestellt**. Und damit meine ich nicht, dass meine Keksdose jetzt statt rechts links vom Laptop steht. Mein Trick ist, mir nichts dauerhaft zu verbieten, sondern immer mal wieder für kurze Zeit meine Ernährung spielerisch abzuwandeln. Bei manchen Genüssen merke ich dann, dass sie mir zu sehr fehlen würden, wenn ich dauerhaft darauf verzichten würde – bei anderen Dingen fällt mir plötzlich auf, dass ich sie eigentlich gar nicht mehr brauche oder nicht mehr mag.

„Sei du selbst die Veränderung, die du dir wünschst für diese Welt."

Mahatma Gandhi

Veränderung fängt im Kleinen an, denn viele kleine Teile ergeben auch ein großes Ganzes. So hilft es uns nicht weiter, darüber zu lamentieren, dass die großen Veränderungen, die nötig sind, um den Klimawandel aufzuhalten, von der Politik angeschoben werden müssten. Wir alle können viel bewirken. Egal ob wir an die Tasche denken, wenn wir zum Einkaufen fahren, Geschenkpapier bügeln und zweitverwerten oder für innerdeutsche Reisen den Zug bevorzugen. Es ist auch ein Anfang, bei jedem Ding, das wir kaufen wollen, vielleicht vorher kurz nachzudenken, ob wir es wirklich benötigen. Oder die Secondhand-Alternativen in Betracht zu ziehen, denn Dinge aus zweiter Hand sind nicht zweite Wahl.

Gerade bei unserem Konsumverhalten kommt uns unser Alter entgegen, denn wer möchte jenseits der Lebensmitte noch Dinge anhäufen? In meinem Freundeskreis mehren sich die Wünsche, sich zu verkleinern. Denn jedes Ding, das du besitzt, benötigt Energie, es zu erhalten.

Leider werden wir alle uns auch in Zukunft nicht perfekt verhalten können, was unseren CO_2-Fußabdruck anbelangt. Aber genau von diesem Perfektionismus – denke ich – sollten wir wegkommen, wenn wir unser Verhalten der Umwelt gegenüber ändern wollen. Denn ansonsten geraten wir sofort wieder in die Denke: „Wenn meine Freundin Eva noch fliegt, warum ernährt sie sich dann überhaupt vegan? Wenn sich die Menschen in den Megacitys in Asien mehr und mehr von Lieferfood ernähren, warum sollen wir hier unseren Plastikkonsum verringern?"

Auch wenn wir Boomer:innen die meisten Auswirkungen des Klimawandels nicht mehr unbedingt miterleben werden, schulden wir es unseren Nachkommen, **uns JETZT zu verändern!** Und das geht nur unperfekt.

Du bist,
was du täglich tust.

Ich bin ein großer Fan von **Routinen**. Routinen geben mir in Krisenzeiten Halt und schaffen mir Freiraum, um meine Kreativität auszuleben. Seit über 20 Jahren habe ich beispielsweise eine Sportroutine: Jeden zweiten Tag treibe ich Sport. Ich habe feste Laufverabredungen, jede Woche eine Yogastunde an einem festen Abend und seit Corona ersetze ich mein Fitnesstraining im Studio durch ein Workout zuhause auf der Matte.

Der Montag ist mein Money-Day. Da kümmere ich mich um Überweisungen, Rechnungen oder meine Steuer. Als meine Kinder klein waren, war Mittwoch der Pfannkuchentag, heute sind Dienstag und Donnerstag meine Bürotage. Was vielleicht für andere zwanghaft wirkt, erspart mir zermürbende Selbstgespräche im Kopf: „Will ich heute wirklich laufen gehen?", „Muss diese Überweisung wirklich schon sein?", „Bin ich nicht zu müde heute für die Yogastunde am Abend?"

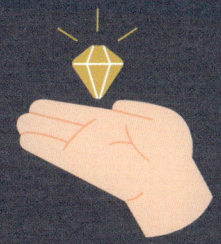

Fakt ist: Routinen sparen Energie, denn unser Gehirn verbraucht schon im Ruhezustand 20 Prozent der uns zur Verfügung stehenden Energie. Dadurch, dass ich mein Gehirn also für bestimmte Routinen nicht benützen muss, spare ich Kraft, die ich an anderer Stelle übrig habe.

Selbst als ich durch eine Erkrankung völlig aus dem Gleis geworfen war, habe ich nach relativ kurzer Zeit wieder zu meinen Sport-Routinen zurückgefunden. Dieses Gefühl, dass ich mich nicht unterkriegen lasse, hat mein Selbstvertrauen damals ungemein gestärkt und wirkt bis heute nach.

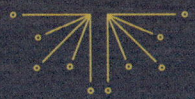

„**Tradition
ist die Illusion
von Beständigkeit.**"

Woody Allen

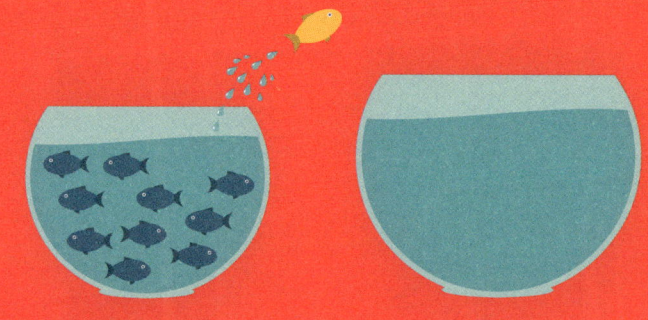

Das Wort **Tradition** kommt aus dem Lateinischen („tradire") und heißt so viel wie „überreichen", „überlassen", aber auch „anvertrauen". Wenn wir uns Traditionen hingeben, bedeutet das also, dass wir uns mit Handlungen und Gedanken auseinandersetzen, die schon Generationen vor uns bewegt haben.

Widerspricht Tradition denn nun einer Veränderungsbereitschaft? Wahrscheinlich schon ... aber da das Leben ja generell voller Widersprüche ist, können wir meiner Meinung nach gleichzeitig Traditionen hochhalten und uns trotzdem Veränderungen gegenüber offen zeigen.

Denn auch Traditionen gibt und gab es ja nicht schon immer. Irgendwann hat jemand begonnen, eine Tradition entstehen zu lassen. So sind also auch Traditionen Veränderungen, bei denen sich nur niemand mehr erinnern kann, dass es einmal eine Veränderung war. Mir geben Traditionen wie Weihnachten und Geburtstagsfeiern, Ostern, aber auch der Jahreskreis mit Frühling, Sommer, Herbst und Winter in unserer schnelllebigen Zeit Halt und gleichzeitig auch den Raum, um mich notwendigen Veränderungen gegenüber zu öffnen.

Suche jemanden,

der ehrenamtlich

meine Fenster putzt.

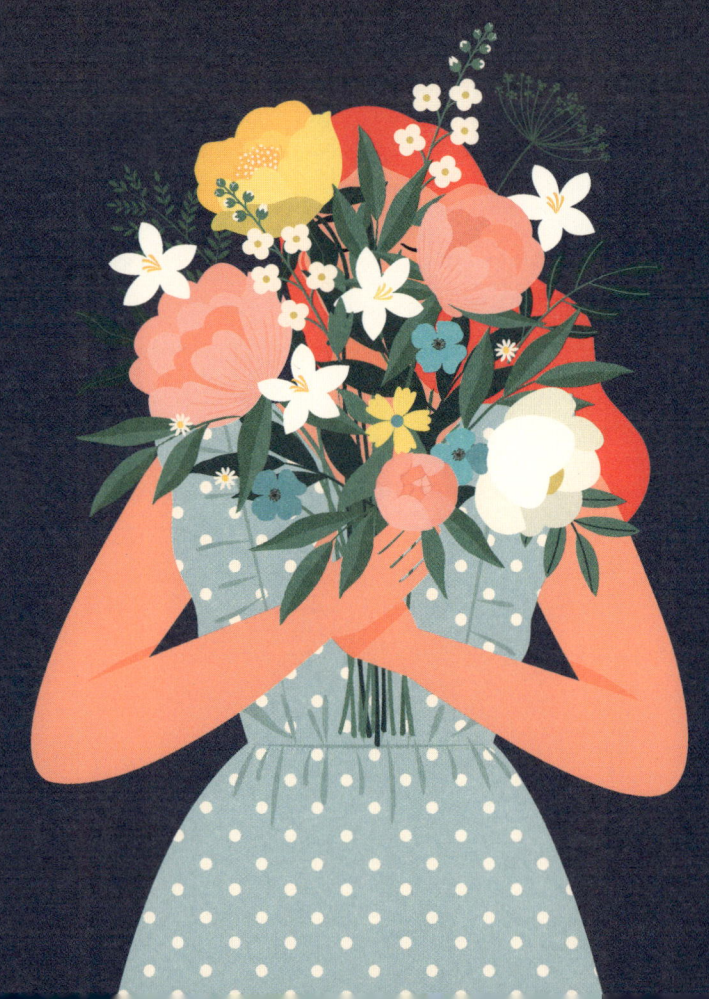

Ist es nicht genau jetzt an der Zeit, **es sich schön zu machen?** Und das natürlich in vielerlei Hinsicht. Die Kinder sind ausgezogen und unsere Pflichten haben sich reduziert. Wir haben plötzlich viel Zeit für uns selbst, und die sollten wir auch nutzen, und zwar wirklich nur mal so für uns.

Waren wir doch meist jahrelang gegenüber allen großzügig und nachsichtig, außer bei uns selbst. Und dabei ist es gar nicht so schwer, es uns jetzt mal so richtig gut gehen zu lassen. Denn es reichen oft schon kleine Dinge, wie einfach nur mal eine Stunde Me-Time auf der Couch, mit einer Netflix-Serie oder einem tollen Buch. Oder ein selbst gekaufter Blumenstrauß! Das ist ohnehin der ultimative Gute-Laune-Tipp, denn Blumen zaubern uns immer ein Lächeln ins Gesicht. Und was gibt es Schöneres, als nach einem langen, anstrengenden Tag ein schönes Bad mit einem herrlich duftenden Badeöl zu nehmen, vielleicht sogar im Kerzenschein? Oder die Wohnung so umzugestalten, wie wir das schon immer haben wollten. Natürlich können wir es uns auch mal woanders so richtig schön machen, zum Beispiel auf einer Reise, gerne auch allein. Denn die wichtigste Person für uns, das sind immer noch wir selbst!

Frauen lügen nie,
sie erfinden höchstens
die Wahrheit!

Lügen haben kurze Beine. Und manche Lügen bringen sogar den Verlust des Blinddarms mit sich. Nicht möglich? Ist aber tatsächlich so passiert, und zwar mir. Und das alles nur, weil ich partout die Herausgabe einer verhauen geglaubten Matheschulaufgabe hinauszögern wollte. Ich ließ mich also mit starken Bauchschmerzen vom Unterricht befreien. Zu Hause erwartete mich leider nicht nur meine Mutter, sondern auch ein befreundeter Arzt, der gerade zu Besuch war. Fürsorglich nahm er mich mit ins Krankenhaus für eine eingehende Untersuchung meiner fiktiven Schmerzen.

Für ein Zurück oder die Aufklärung meiner Notlüge steckte ich mittlerweile zu tief im Schlamassel. Selbst als er mir und meinen Eltern mitteilte, dass es sich wahrscheinlich um eine akute Blinddarmentzündung handeln würde und die OP nicht mehr zu vermeiden sei, schwieg ich. Aus heutiger Sicht unvorstellbar.

Einen Tag später erhielt ich meinen Blinddarm eingelegt in Alkohol in einem Glas.

Die Matheschulaufgabe haben wir übrigens an dem Tag gar nicht herausbekommen. Und außerdem hatte ich sie überhaupt nicht verhauen.

So haben wir vermutlich alle im Laufe des Lebens unsere kleinen oder großen Notlügen gesammelt, weil man sich einfach oft nicht anders zu helfen weiß oder nicht unfreundlich sein möchte. Manche Lügen sind für ein gutes Miteinander sogar wichtig, denn ohne sie könnte unsere Gesellschaft vor lauter Konflikten kaum funktionieren. Aber solange wir uns bewusst sind, warum es vielleicht unangemessen ist, die Wahrheit zu sagen, ist die eine oder andere Notlüge nicht unbedingt verwerflich. Ungelogen!

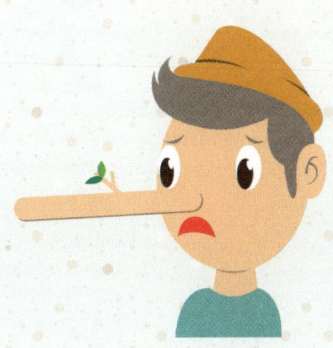

Keep calm
and let karma
finish it.

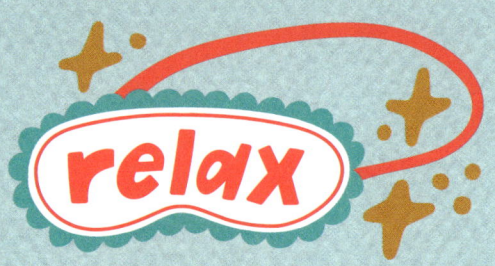

> **„Das Leben ist kein Problem, das es zu lösen, sondern eine Wirklichkeit, die es zu erfahren gilt.“**
>
> *Buddha*

Spätestens seit einer Erkrankung im Jahr 2017 habe ich gemerkt, dass ein Ankämpfen gegen unschöne Gegebenheiten eher kontraproduktiv sein kann. In meinem Jahr der Genesung habe ich gelernt, mich **dem Leben hinzugeben** und einfach mal abzuwarten, was es mir bietet. Und Hingabe bedeutet eben auch, anstrengende Lebensphasen mit Geduld anzunehmen.

Während ich früher nach dem Motto „Du kannst alles erreichen, wenn du nur willst" gelebt habe und als Widder-Frau immer mit dem Kopf durch die Wand wollte, ist für mich heute klar, dass in Krisenzeiten mir meist nur eines hilft: stillhalten. Dabei unterstützt haben mich kleine Achtsamkeitsmeditationen und ein Mantra: „Es ist, wie es ist."

Dieses Mantra erinnert mich daran, loszulassen und das Leben so zu akzeptieren, wie es eben gerade ist. Denn auch hier lehrt mich meine Lebenserfahrung: „Es ist alles nur eine Phase ..."

Man sollte viel öfter

einen Mutausbruch

haben.

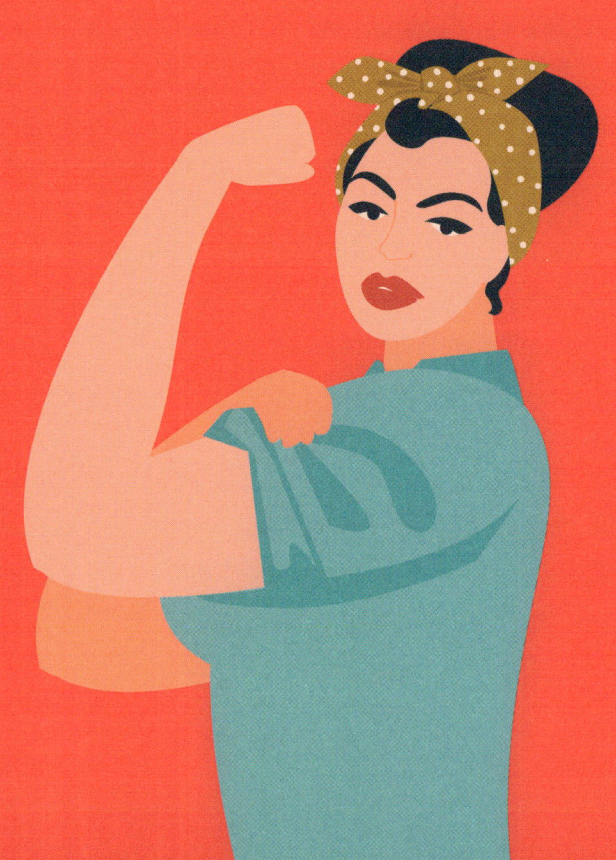

Wann hast du das letzte Mal etwas zum ersten Mal gemacht? Dieser Satz steht für mich stellvertretend für **kleine und große Abenteuer.** Wenn wir uns an unsere Kindheit und Jugend erinnern, waren es doch die unzähligen Premieren, die das Leben so prickelnd und spannend gemacht haben: Zum ersten Mal ein Nutellabrot gegessen, zum ersten Mal in Rom gewesen, zum ersten Mal die Nacht zum Tag gemacht, zum ersten Mal Sex gehabt …

Zugegebenermaßen: In fortgeschrittenem Alter wird es schwieriger, Premieren zu sammeln. Wer jedoch kreativ ist und aufmerksam durch die Welt läuft, merkt schnell, dass es keine Frage des Alters oder des Geldes ist, Abenteuer zu erleben: einen kleinen Rucksack packen und einfach mal direkt vor der Haustüre loslaufen; den Sonnenaufgang auf der nächsten Anhöhe erleben; unter dem Sternenhimmel schlafen (in Deutschland gibt es ausgewiesene Sternenparks, um Sterne ohne Lichtverschmutzung zu beobachten); einen Malkurs besuchen; an einem Fünf-Kilometer-Lauf teilnehmen …
Genau solche kleinen Abenteuer machen unseren Alltag bunt und geben uns das Gefühl, lebendig zu sein. Es lohnt sich also, von der Couch aufzustehen.

Das Beste

kommt

zum Schluss

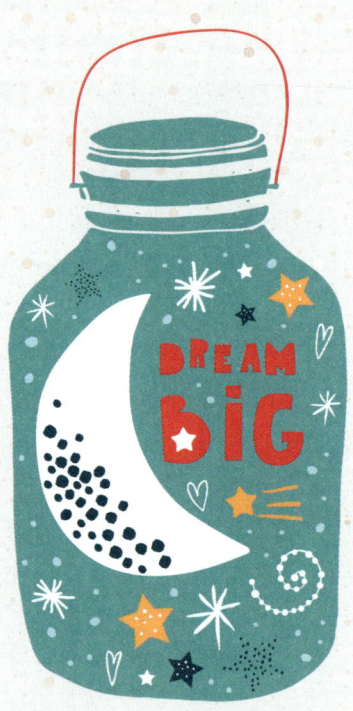

In dem Film „The Bucket List" schreiben sich Morgan Freeman und Jack Nicholson in ihrer Rolle als alte kranke Männer eine Liste mit all den Dingen, die sie noch erleben wollen, nachdem sie erfahren haben, dass sie nicht mehr lange zu leben haben. Natürlich will nicht jede:r von uns unbedingt wie die beiden in dieser Tragikkomödie einen Fallschirmsprung absolvieren, trotzdem ist uns jenseits der Mitte des Lebens mehr denn je bewusst, dass unsere Zeit kostbar ist und dass wir Dinge, die wir noch unbedingt erleben wollen, nicht mehr aufschieben sollten. Dass wir Streitigkeiten beilegen und unschöne Dinge, die uns geschehen sind, vergeben sollten. Denn das alles zieht kostbare Energie. Energie von einem Leben, das mehr denn je wertvoll ist. Also freuen wir uns auf die Dinge, die noch kommen, und sind dankbar für alles, was uns in diesem Leben geschenkt wurde, und für alles, was wir noch lernen und erleben dürfen. Denn eines ist klar: **The best is yet to come!**

Hier ist Platz für Ärger

Raus damit!

Hier ist Platz für gute Gedanken

Where focus goes,
energy flows!

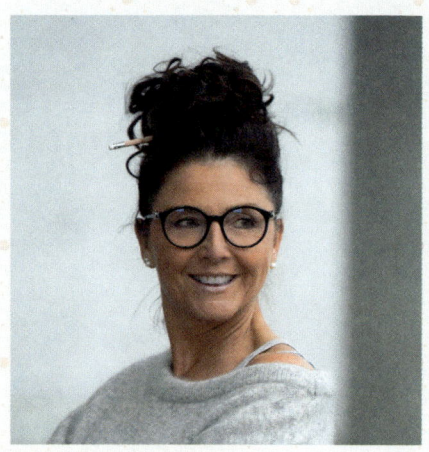

Uli Heppel,

Babyboomerin, ist freie Art Directorin in München. Als Designerin unterstützt sie nicht nur verschiedene Lifestyle-Magazine, sondern hat auch an unterschiedlichen Buchprojekten als Konzeptionerin mitgearbeitet. Mit ihrer Freundin Sabine Fuchs gründete sie im Jahr 2017 den Lifestyle-Blog „Fuck the Falten". 2020 haben sie ihr gemeinsames Buch „Fuck the Falten. Wild bleiben statt alt werden" veröffentlicht. Uli Heppel lebt mit ihrem Sohn mitten in Schwabing.

Diese Texte im Buch stammen von ihr: S. 12/13, 14/15, 16/17, 22/23, 24/25, 30/31, 34/35, 38/39, 40/41, 46/47, 50/51, 54/55, 60/61, 64/65, 66/67, 68/69, 70/71, 82/83, 84/85, 92/93, 94/95, 96/97, 100/101, 104/105, 114/115, 116/117

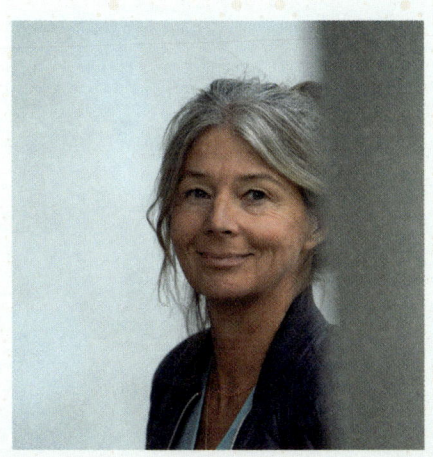

Sabine Fuchs,

geboren 1965 in München, studierte zusammen mit Uli Heppel Kommunikationsdesign in Nürnberg. Neben ihrer Arbeit als Grafik-designerin hat sie inzwischen mehr als ein Dutzend Bücher als Autorin veröffentlicht. Jetzt gehört ihre ganze Leidenschaft dem Blog „Fuck the Falten". Sabine Fuchs hat zwei erwachsene Töchter und lebt mit ihrem Mann in einem Vorort von München.
Mehr unter www.fuckthefalten.de

Diese Texte im Buch stammen von ihr: S. 8/9, 10/11, 18/19, 26/27, 28/29, 36/37, 42/43, 44/45, 52/53, 56/57, 58/59, 72/73, 74/75, 76/77, 80/81, 86/87, 88/89, 98/99, 106/107, 108/109, 110/111, 112/113, 118/119, 120/121

© 2023 arsEdition GmbH, Friedrichstr. 9, D-80801 München

Text: Uli Heppel und Sabine Fuchs
Gestaltung Cover und Innenteil: Marielle Enders, it'sme design

Bildnachweis Cover: GoodStudio/Shutterstock.com, GOLDMAN99/ Shutterstock.com, The Noun Project, Inc.

Bildnachweis Innenteil: The Noun Project, Inc.: S. 1, 3, 121; www.shutterstock.com: S. 4: everything bagel, S. 6: Matiushenko Yelyzaveta, S. 9, 24, 32, 101, 111: GoodStudio, S. 10, 18: Mary Long, S. 11: Milta, S. 12, 102: cosmaa, S. 12: baldezh, S. 14, 99: lena_nikolaeva, S. 17, 81: maybealice, S. 17: a_bachelorette, S. 21, 26, 36, 38, 44, 47, 54, 56, 57, 60, 69, 94, 103, 114, 120: Angelina Bambina, S. 23: Grinbox, S. 27: digidesignworld, S. 28: Pogorelova Olga, S. 29: mentalmind, S. 30, 49, 123: Molesko Studio, S. 33: Drawlab19, S. 35, 73, 80, 83, 88, 118: Busy Lola, S. 37, 50: tanetti.art, S. 39, 109: Liliana Danila, S. 40: Shapovalova Polina, S. 43: wowomnom, S. 46: Gulnazya_art, S. 48: Victoria Nevzorova, S. 52, 62: Bibadash, S. 53: GOLDMAN99, S. 55, 107: Olly Kava, S. 59: Marina Materkina, S. 63: Elena Istomina, S. 64: barrirret, S. 66: M_Videous, S. 70, 71: Veronika_Decart, S. 74: Alenka Karabanova, S. 76, 77: my.ordinarty, S. 79: AlenaK, S. 82: Sensvector, S. 84: Roi and Roi, S. 86: Miller Inna, S. 91: Viktoriia_Patapova, S. 92: Creative Stall, S. 96: Alenka Karabanova, S. 98: knstartstudio, S. 100: oil_supernova, S. 104: Vector Goddess, S. 112: MaDedee, S. 117: Idea store, S. 122: solmariart

Autorenfotos: Rainer Hofmann

ISBN 978-3-8458-4990-4
www.arsedition.de

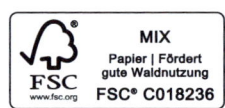